音声
DL

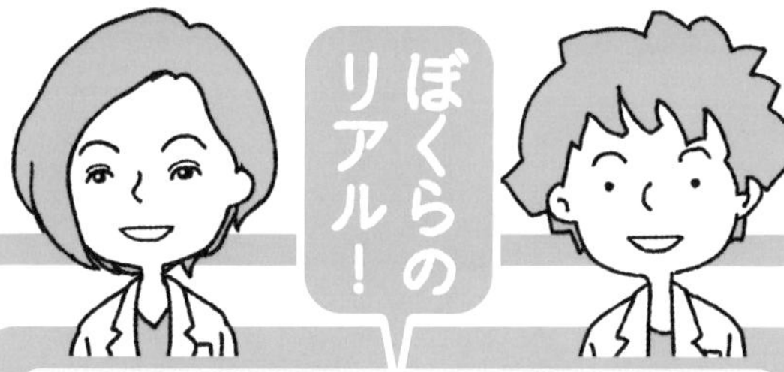


# メディカル英会話フレーズ集


編著

山田 悠史

マウントサイナイ医科大学老年医学科
アシスタント・プロフェッサー
Medical English Hub（めどはぶ）代表

原田 洸

マウントサイナイ・ベスイスラエル病院
内科レジデント



協力 めどはぶ MEDICAL ENGLISH HUB

メディカル・サイエンス・インターナショナル

Our “REAL” Medical English Phrases
First Edition
Edited by Yuji Yamada, Ko Harada


ISBN 978-4-8157-3078-9

Printed and Bound in Japan

# 序文

この本を企画しながら，ふとニューヨークの地に初めて降り立った頃のことを思い返してみました。純日本人である私は，渡米を前に医療英語の本を漁り，オンライン英会話で闇雲に英会話を鍛錬し，英語にはある程度自信をもって来たつもりでした。

しかし，蓋を開けてみると，理想と現実のギャップに苦しめられることとなりました。私が身につけてきた「英語」は，ニューヨークの病院の中で用いられているそれとは全く異なるものだったのです。

＊＊＊

失敗談を挙げればキリがないですが，例えばこんなことがありました。まだ米国のレジデントになって間もない頃，指導医からこんなことを言われました。

**“Let’s Texas him.”**

東海岸特有の早口の会話を完全には聞き取れなかった私は，何かを聞き逃した可能性を考え，聞こえた単語だけからなんとなく内容を想起して，こんな風に尋ねました。

「テキサス？　彼はテキサスから来たんですか？」

これがいかに頓珍漢な回答か，今なら分かります。でも当時は指導医に大笑いされ，恥ずかしい思いをしました。

指導医のセリフの，実際の意図はこうです。

「彼にコンドームカテーテルを装着しよう」

米国には“Texas catheter”という名称の一般的なコンドームカテーテルがあり，それがさらに動詞化されて用いられていたのです。ちょうど“Let’s Google it.”のように。

＊＊＊

ここで挙げた例は，どんなに前もって勉強していたとしても乗り越えられなかったかもしれませんが，こんな経験が数えきれないほどあり，「これまで何を勉強してきたのか…」と自分を責める気持ちになりました。

今思えば，それもそのはずです。私が日本で使用していた英語のテキストは，多くが非医療者の書いたものでした。しかし現実は，日本でも病院という特殊な環境だけで用いられる独特な言い回しが数多く存在するように，英語でも医療者特有のフレーズがたくさんあるのです。また，日本語にも流行り廃りがあるように，英語も生きていて，言語の使われ方は時代とともに変わっていきます。

私の身につけていた英語は，然るべくして現場で通用しなかったのです。

本書は，前述したような大きなギャップ，すなわち私がニューヨークに初めて降り立った時に感じたギャップやフラストレーションを埋めるべく，北米で現役で働く日本人医療者で集まって作りました。まさに現在進行形で「生きた」英語を使って働く人が，その「生きた」英語を紹介する本です。そのおかげで，かゆいところにまで手が届く，あの時の私にこんな本があればと思えるような，素晴らしいフレーズ集になりました。

この本を手に取られたあなたは，きっと何年も前の私が経験したような苦しみを大きく減らせるはずです。この本に詰め込まれたものは，北米の医療現場の「リアル」だからです。この本が，どこかで誰かが世界へ羽ばたく第一歩になればと著者一同願っています。

著者を代表して
山田 悠史

# 編者・著者一覧


**編著者**

山田 悠史　マウントサイナイ医科大学老年医学科アシスタント・プロフェッサー／Medical English Hub（めどはぶ）代表

原田 洸　マウントサイナイ・ベスイスラエル病院内科レジデント

**著者（五十音順）**

小崎 彩　カリフォルニア大学アーバイン校薬学部アシスタント・プロフェッサー

河野 裕志　メドスターメディカルセンター低侵襲心臓外科ディレクター／ジョージタウン大学アシスタントプロフェッサー

高橋 卓人　ボストン小児病院・ダナファーバー癌研究所・ハーバード大学医学部小児血液腫瘍科・造血幹細胞移植部

仁科 有加　厚生労働大臣指定法人・一般社団法人いのち支える自殺対策推進センター国際連携室長

松浦 有佑　マウントサイナイ医科大学病院小児科レジデント



**英文校正**

Michael D.N. Hill
David Goodall

**ナレーション**

Michael D.N. Hill
Lauren Keys

**協力**

株式会社クロスメディア・ランゲージ
Medical English Hub（めどはぶ）
ワンナップ英会話

# 目次 （カッコ内の数字は音声トラック番号）

## プロローグ



## Part 1　外来にて

## Part 2　病棟・医局で



## エピローグ

## 音声ダウンロードの方法

パソコン・スマートフォン・タブレットにデータをダウンロードし，音声を聴くことができます。以下の手順に従ってダウンロードください。

(1) 下記の専用サイトにアクセスするか，
QR コードを読み取ってください
https://www.oneup.jp/medhub/books/phrasebook

(2) アクセス先の「音声をダウンロードする」をクリックしてください

(3) zip ファイルを解凍し，音声データをご利用ください

＊本サービスは予告なく終了することがあります
＊パソコン・スマートフォン・タブレットの操作に関するお問い合わせにはお答えできません

本書に掲載した「会話」はいずれも医療者向け情報サイト CareNet.com（https://www.carenet.com/）の連載企画：「1 分★医療英語」が初出である。株式会社ケアネットの許諾を得て，本書に転載（一部改変）した。

# プロローグ

# 1日のはじまり

## Step 1　医局にて

001 ▶「週末はどうでしたか」

**- How was your weekend?**

002 ▶「わたしたちの患者さんについて，当直チームから何か申し送りはありますか」

**- Do you have any updates on our patients from the overnight team?**

003 ▶「気にかけておくべき重篤な患者さんはいますか」

**- Are there any critical patients I should be aware of?**

004 ▶「今日わたしが担当する患者さんについて，ざっとまとめて報告してもらえますか」

**- Can you give me a brief rundown of the patient cases I'll be handling today?**

005 ▶「今日はどんな調子ですか」

**- How's your day going so far?**

006 ▶「絶好調です！」

**- It's been going great!**

007 ▶「ものすごく忙しいです」

**- It's been so busy!**

008 ▶「今日の予定はどんな感じですか」

**- How does your day look today?**

「患者さんがとても多いみたいです」 009

**- We have many patients to see today.**

「ブラウンさん，どんな様子ですか」 010

**- How is Mr. Brown doing?**

「ジョーンズさん，わたしが昨日診察してからどんな様子ですか」 011

**- How has Mr. Jones been doing since I last saw him yesterday?**

「昨日の夜はスミスさんどうでした？」 012

**- How was Mr. Smith overnight?**

**- How did Mr. Smith do overnight?**

「夜間大変でしたね」 013

**- He/she had a rough night.**

「まだぼーっとしています」 014

**- My brain isn’t fully awake yet.**

「入院の患者さんがたくさんいました」 015

**- We’ve had so many admissions.**

「今日は忙しくないといいですね」 016

**- Hope you have a slow day!**

**- Hope your day goes slowly!**

## Step 2　受付にて

「こんにちは，今日はどうなさいましたか」 017

**- Hello, how can I help you today?**

＊Hello 以外にも，時間帯によって挨拶を “Good morning”，“Good

afternoon” など使い分けてもよいでしょう。

018 ▶ 「予約はされていますか」

**- Do you have an appointment?**

＊予約というと “reservation” を思い浮かべる方もいらっしゃるかと思いますが，病院の予約の場合は “appointment” を使います（詳細は p61「会話 23」参照）。

019 ▶ 「こちらのクリニックは初めてのご利用ですか」

**- Is this your first visit to this clinic?**

**- Have you ever visited this clinic?**

＊「病院」というと “hospital” が最初に口からでてきそうですよね。もちろん hospital でもきちんと質問の趣旨は伝わりますが，海外の hospital は診療科が複数あり，病床数の多い病院を指します。したがって，町にあるお医者さんに行く場合は，“clinic” を使うことが一般的です。

020 ▶ 「保険証はお持ちですか」

**- Do you have your health insurance card with you?**

021 ▶ 「こちらの問診票に記入をお願いします」

**- Please fill out this medical questionnaire.**

**- Could you fill out this medical history form?**

022 ▶ 「記入を終えたら教えてください」

**- After you’ve finished it, please let us know.**

023 ▶ 「お名前が呼ばれるまであちらでお掛けになってお待ちください」

**- Please have a seat over there and wait until we call your name.**

＊「こちら」と言いたい場合は “here”，「待合室」と言いたい場合は “waiting room” というといいでしょう。また，「座って」は “sit down” とも言いますが，どちらかというと命令のように受け取られる可能性がありますので，“have a seat” か “take a seat” を使うようにしましょう。

「検温をお願いします」 ◀ 024

**- Please take your temperature.**

**- Could you take your temperature?**

「手首で検温させてください」 ◀ 025

**- May I take your temperature on your wrist?**

「おでこで検温させてください」 ◀ 026

**- Please let me check your temperature on your forehead.**

# Part 1
# 外来にて

# 1 初診の問診

## Step 1　ご挨拶

027 ▶ （自己紹介）

**- Hello. I'm Dr. Yamada. Nice to meet you.**

028 ▶ 「お名前と生年月日を教えてください」

**- May I have your name and date of birth?**

## Step 2　Opening Question

029 ▶ 「今日はどうされましたか」

**- How can I help you today?**

**- How may I help you today?**

**- What brings you here today?**

030 ▶ 「もう少し詳しく教えてください」

**- Could you tell me more about it?**

### ここがリアル！

日本人によくある間違いとして，以下のような表現を使ってしまうケースがあります。

- What's the matter with you?
- What's wrong with you?

意味としてはわからなくはないですが，これらの表現は診療では使わないようにして下さい。イメージとしては「一体，どうしたってんだよ？」「何かあったのかよ？」というニュアンスがあり，アグレッシブな印象をもたれるので医師と患者さんの間で使うには不適切です。

# Step 3　よくある訴え：痛みについて

## 会話 1「痛みに強い」

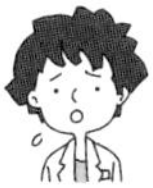

痛みがありそうですね

**I see you are in pain.**

031

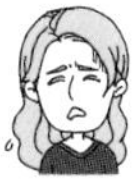

はい，とてもひどい痛みです。痛みに強いほうなのですが

**Yes, it's really bad, even though I have a high** pain threshold**!**

### ▼ほかにもこんな使い方

例 1）彼は非常に痛みに強いです　032

**- He has a really high** pain threshold**.**

例 2）痛みは 10 点満点中 20 点だそうです。彼女は痛みに弱いのかもしれません　033

**- She said her pain was a 20 out of 10. She may have a low** pain threshold**.**

～米国医療の現場から～

・"threshold" は「閾値」を意味する単語で，"pain threshold" は「痛みの閾値」という意味になります。"high pain threshold" は「痛みの閾値が高い」，つまり「痛みに強い」という意味です。似た表現に "tolerance" というものもあり，同じく「閾値」を意味します。厳密には "threshold" は「痛みを感じ始める境界」を指し，"tolerance" は「何とか我慢できる痛みの境界」を指しますが，いずれも同じような文脈で使われます。

・「痛みの閾値」は人それぞれですが，米国では患者の人種的・文化的な背景がさまざまで，日本よりもさらに個人差が大きい印象です。日本では麻酔なしで行われる手技が全身麻酔で行われたり，オピオイドの処方のハードルが低かったりと，臨床現場では痛みに対するアプローチの違いが見受けられます。

034 ▶「いつはじまりましたか」

**- When did it start?**

035 ▶「突然でしたか，それとも徐々に？」

**- Did it start suddenly or gradually?**

036 ▶「何か痛みが良くなるものや悪くなるものはありますか」

**- Does anything make it better or worse?**

037 ▶「どのような痛みですか」

**- Could you describe the pain?**

038 ▶「鋭い痛みですか，鈍い痛みですか，焼けるような痛みですか，拍動のある痛みですか」

**- Is it sharp, dull, burning, or pulsating?**

039 ▶「突き刺すような痛みですか，締め付けられるような痛みですか，圧迫されるような痛みですか」

**- Is it stabbing, squeezing, or pressure-like?**

## 会話 2「ズキズキする痛み」

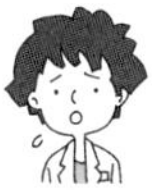

どのような痛みか教えてもらえますか

**Could you describe your pain?**

040

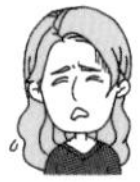

下腹部にズキズキするような痛みがあります

**I have a cramping pain in my lower belly.**

### ▼ほかにもこんな使い方

例 1）今ちょうど，左足がつっています 041

**- My left leg is cramping right now.**

例 2）月経痛はありますか 042

**- Do you have menstrual cramps?**

～米国医療の現場から～

・筋肉が激しく収縮することによって生じるズキズキとした痛みを “cramp” といいます。“menstrual cramp” は月経痛，“muscle cramp” は筋痙攣（筋肉がつること）を意味します。
“cramp” は名詞としても動詞としても使える単語で，“cramping pain” は筋肉がつるような痛み，ズキズキするような痛みを意味します。また，“throbbing pain” という表現もあり，これも同様に「ズキズキする痛み」を意味します。

・その他の痛みを描写する表現としては “sharp”（鋭い），“dull”（鈍い），“shooting”（電撃が走るような），“pounding”（拍動するような），“burning”（焼けるような），“pressure-like”（圧迫されるような）といった表現があり，覚えておくと問診に役立ちます。

・なお，腹部は医学用語では “abdomen” ですが，一般用

語としては “belly” や “stomach” を使います。「おなかに痛みはありますか？」は，“Do you have any pain in your belly?” と言うと患者さんに理解されやすいでしょう。

043 ▶ 「痛みの場所を示して下さい」

**- Could you show me where it hurts?**

044 ▶ 「痛みはどこかに広がりますか」

**- Does the pain spread anywhere?**

045 ▶ 「1 から 10 段階で，10 を人生最大の痛みとすると，痛みはどれくらいですか」

**- On a scale of 1 to 10, 10 being the worst pain in your life, how strong is your pain?**

## 会話 3「大変でしたね」

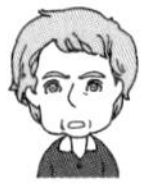

この 2 か月間，ひざの痛みが続いています

**I've been having knee pain for the last 2 months.**

046 ▶

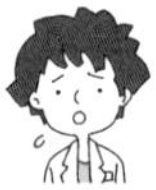

それは大変でしたね

**That must be difficult for you.**

▼**ほかにもこんな使い方**

047 ▶ **例 1）**大変な思いをされているのでしょうね

**- You must've been having a difficult time.**

**例 2）** とてもつらい思いをされていることと思います　048

**- I understand that it is a very** tough situation **for you.**

～米国医療の現場から～

・日常診療において，患者さんのつらさや悩みについて理解し，共感を示すことはとても大切です。日本語の「それは大変でしたね」「つらい思いをされたのですね」という表現には，例文で示した“That must be difficult for you.”のほか，“having a difficult time/a tough time”というように，直訳では「大変な/つらい時間を過ごしている」という表現もよく使われます。そのほか，「経験する」という意味の“go through”を使って，“You have been going through a lot.”（いろいろ［大変］なことがあったのですね）という言い方もできます。

・また，“I can't imagine how you feel.”という表現は，直訳では「どう感じられているのか想像もできません」ですが，伝えたい内容としては「想像以上に大変な思いをされていることと思います」となります。一方で，“I know how you feel.”（お気持ちはわかります）と言ってしまうと，「自分のつらい気持ちがわかるはずがない」という気持ちを抱かせる可能性があるので，特に深刻な状況の場合には注意して使う必要があります。

・そのほか，同情や労り，思いやりの気持ちを示すときには，“I'm sorry to hear that.”は，直訳では「それを聞いてとても残念です」ですが，状況によってさまざまな意味をもち，「それは大変でしたね」という意味で用いることができます。

・最後に，患者さんの健康状態が改善したなど，ポジティブな報告を聞いたときには，“I'm glad to hear that!”（それはよかったですね！）といって喜びの気持ちを伝えることも大切です。

049 ▶ 「痛みは良くなっていますか，悪くなっていますか」

**- Is it getting better or worse?**

050 ▶ 「痛みはどれくらい続きますか」

**- How long does it last?**

051 ▶ 「どれくらいの頻度で痛みますか」

**- How often does it come on?**

052 ▶ 「1 日の中で痛みに変化はありますか」

**- Does the pain change throughout the day?**

## 会話 4「波がある痛み」

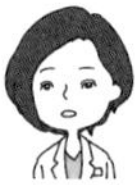

持続する痛みですか

Is the pain constant?

053 ▶

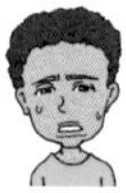

いいえ，痛みには波があります

No, it comes and goes.

**▼ほかにもこんな使い方**

054 ▶ **例 1)** 痛みには波がありますか

- Does the pain come and go?

055 ▶ **例 2)** 蕁麻疹は，出たり消えたりします

- Hives can come and go.

〜米国医療の現場から〜

・“come and go” は文字どおり「行ったり来たりする」を意味し，症状に波があることを指します。医学用語では，

持続痛は “constant pain”，間欠痛は “intermittent pain” と言いますが，患者さんに “intermittent” という単語は伝わりにくいため，どちらの痛みなのか確認したいときには，“Does it come and go?” と聞くとよいでしょう。

・「痛みには波がある」という他の言い方として，“The pain gets better and worse.” や “The pain waxes and wanes.” などがあり，併せて覚えておくと役立ちます。

・“wax and wane” は，もともとは「月の満ち欠け」という意味で，“wax” が「満ちる」，“wane” が「欠ける」を意味します。“wax and wane” は月の満ち欠け以外にも，症状が良くなったり悪くなったりすることを表すことができ，医療者同士の会話では “His mental status waxed and waned, so we couldn’t extubate him.”（彼の意識レベルは波があり，抜管できませんでした）といった表現が頻繁に登場します。

## Step 4　随伴症状について

### ここがリアル！

システムレビュー（Review of Systems：ROS）は，患者さんがもっている可能性のある症状を漏れなく拾い上げるために，頭からつま先までの一連の症状の質問をしていくプロセスです。質問数が多くなるため，一つ一つに時間をかけていられません。このため，以下のように状況設定をしておくとよいと思います。

**- Please answer these questions with yes or no.**
（「はい」か「いいえ」でお答えください）

また，数個の質問で済むのであれば，以下の例文のような形でいいですが，ROS を行う際には，質問数が多いのでさらに短縮して “Any XXX?” と聞くだけでも大丈夫です。

**- Any nausea? Vomiting? Diarrhea? Constipation?**
（悪心，嘔吐，下痢，便秘はどうですか）

ただし，短縮しすぎて一度に複数の項目を聞くと患者さんを混乱させてしまうので，あくまで一つずつ確認するようにしましょう。

056 ▶「熱っぽいですか」

**- Do you have a fever?**

**- Are you feverish?**

057 ▶「咳はありますか」

**- Do you have a cough?**

058 ▶「吐き気はありますか」

**- Do you feel nauseous?**

059 ▶「嘔吐しましたか」

**- Have you vomited?**

060 ▶「めまいはありますか」

**- Do you feel dizzy?**

061 ▶「どこかにしびれはありますか」

**- Do you have any numbness?**

062 ▶「動悸はありますか」

**- Do you have any palpitations?**

063 ▶「ふだんより脈が速い感じがしますか」

**- Does it feel like your heart is beating faster than usual?**

064 ▶「脈が飛んでいるような感じがしますか」

**- Does it feel like your heart is skipping beats?**

「足がむくみますか」 065

**- Have you noticed any swelling in your legs?**

「倦怠感はありますか」 066

**- Are you feeling lethargic?**

**- Do you feel sluggish?**

## 会話 5「痰が出る」

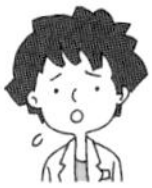

痰は出ますか

Are you coughing up any phlegm?

067

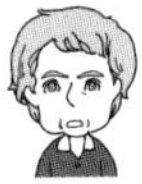

はい，時々血の混じった痰が出ます

Yes, I'm sometimes coughing up bloody phlegm.

### ▼ほかにもこんな使い方

例 1）彼の痰は緑色でした 068

**- His phlegm was green.**

例 2）痰は絡まないです。乾いた咳が出るだけです 069

**- I do not have any phlegm. I just have a dry cough.**

〜米国医療の現場から〜

・「喀痰の有無」は発熱や上気道症状で受診した患者の問診で重要で，聞く頻度も高いと思いますが，とっさに英語で表現するのは意外と難しいのではないでしょうか。

・喀痰は，医学用語では“sputum”（スピュータム）ですが，患者さんには伝わりにくく，一般的には“phlegm”（フレム）を使います。“g” は発音しません。“cough up” は「咳をして何かが上にあがってくること」を意味し，“cough up phlegm” は「咳をして痰を出す」ことになります。よって，喀痰の有無は “Are you coughing up any phlegm?” で聞くことができます。

・なお，医学用語としてカルテや論文に書いたり，プレゼンしたりする場合には，「喀痰を伴う湿性咳嗽」は “productive cough”，「喀痰を伴わない乾性咳嗽」は “nonproductive cough” と表現することも，覚えておくと役に立つでしょう。

## 会話 6「足がしびれています」

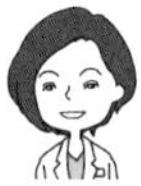

今日はどうされましたか

**What brought you to see us today?**

070 ▶

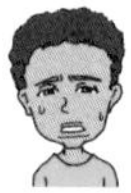

足がしびれています

**I’ve got** pins and needles **in my feet.**

### ▼ほかにもこんな使い方

071 ▶ **例 1）** 今朝，目が覚めると腕がしびれていました

- **I felt** pins and needles **in my arm when I woke up this morning.**

072 ▶ **例 2）** 足がしびれています

- **I have a** tingling sensation **in my feet.**

～米国医療の現場から～

・日本語の「しびれる」という表現は，英語ではニュアンスによって複数の言い方があります。なかでも “pins and

needles”は，糖尿病の末梢神経症による感覚障害や神経痛などのピリピリしたような，まさに「針で突かれるようなしびれ」を表現するときに使われます。また，正座した後のようなビリビリした感覚にも“pins and needles”を使うことができます。

・似た表現としては，“tingling sensation”や“numbness”がありますが，“tingling sensation”は「チクチクする感覚」を表現することが多い一方で，“numbness”は「感覚が麻痺している状態」を示します。たとえば“my arm became numb.”（腕の感覚がなくなった）という具合です。

・ちなみに，処置の際に用いるゼリータイプの局所麻酔薬は正式には“anaesthetic gel”ですが，患者さん向けにわかりやすく“numbing jelly”と呼ぶこともあります。

## 会話 7「息苦しさはありますか」

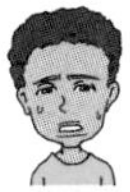

痰や咳がよく出ます

**I have a cough and a lot of phlegm in my throat.**

073

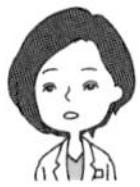

熱や息苦しさはありますか

**Do you have a fever or trouble breathing?**

▼**ほかにもこんな使い方**

**例）** もし呼吸苦が出てきた場合は，私のオフィス/クリニックまたは救急外来にすぐ連絡してくださいね

074

**- Please call our office or emergency room immediately if you experience trouble breathing.**

〜米国医療の現場から〜

・患者さんとの会話でよく使われる「…に問題があります（…がよくできません）」ですが，これは“have trouble ...ing”という簡単な表現で表すことができます。

・“have trouble breathing”（呼吸が苦しい）以外にも，“have trouble seeing at night”（夜になるとよく見えない），“have trouble falling asleep”（よく寝付けない）などシチュエーションに合わせてさまざまな言い方が可能で，かつ文法も簡単で使い勝手がよく，とても便利です。ややカジュアルなので，口語表現として使われることが多いです。

・「呼吸苦」のその他の表現もお伝えしましょう。非医療者，医療者間どちらでも通じる表現として“shortness of breath”がよく使われます。“Do you have shortness of breath?”（呼吸苦がありますか？）と口語的に使うこともあれば，カルテ上に略語として“SOB（Shortness Of Breath）”と記載されることも多いです。

・正式な医療用語としては“dyspnea”となりますが，医療者以外には通じません。カルテやレポートなどのフォーマルな際に使われることが多い印象です。

・“have trouble ...ing”と「呼吸苦」のさまざまな表現方法をマスターしてください。

## 会話 8「鼻詰まり」

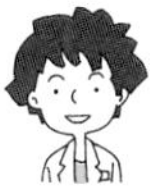

こんにちは，どうされましたか

**Hi, how can I help you today?**

075

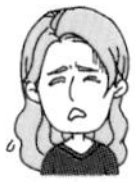

鼻が詰まっていて目がとても痒いです

**I have a stuffy nose and my eyes are really itchy.**

### ▼ほかにもこんな使い方

例）患者：鼻詰まりを解消できる薬を処方してくれませんか　076

**- Can you prescribe something to unblock my stuffy nose?**

医師：なるほど，鼻水，鼻詰まり，頻繁にくしゃみが出る，ということで合っていますか？

**- Okay, so you are saying you have a runny nose, stuffy nose, and frequent sneezing, correct?**

～米国医療の現場から～

・医療者であれば，「鼻詰まり」を訴える患者さんを一度は診察したことがあるでしょう。特に春や秋の季節の変わり目，または小児科外来においては年中かもしれませんね。しかし日常で頻繁に使われる割には，日本であまり習わない英語表現ではないでしょうか。

・“stuffy” は空気の通りが悪い，詰まった，といった意味の形容詞で，“I have a stuffy nose.” というフレーズで「鼻詰まりがある」という意味でよく使われます。“stuffy nose” はカジュアルな表現で，患者さんや一般の方が日常的に使用します。

・医療者同士で鼻詰まりの症状を伝える際は，もう少し専門的な“nasal congestion”という表現を用います。“He complains of nasal congestion.”は，訳すと「彼は鼻閉を訴えています」といった感じでしょうか。

・ちなみに，“unblock a nose”，“unstuff a nose”，“clear a nose”といったさまざまな動詞によって「鼻詰まりを解消する」という表現になります。「鼻詰まり」の１つをとっても，さまざまな表現や単語があることがわかります。

## Step 5 症状をまとめる

077 ▶ ジョーンズさん，ありがとうございます。ここまでのお話をまとめますね。４日前に熱が出始めて，咳は出るけれど，痰はからまない，ということでよろしいでしょうか。

**- Thank you, Mr. Jones. Let me summarize what you have told me. You have a fever which started 4 days ago. You have a cough, but you don’t have any phlegm. Is that correct?**

# 2 初診：病歴聴取

## Step 1　既往歴，アレルギー，服薬歴

「ここからは広くあなたの健康についての質問をさせてください。よろしいですか」 078

**- Now I am going to ask you about your health in general. Is that okay with you?**

「今までに健康上の問題を指摘されたことがありますか」 079

**- Have you ever had any health problems?**

## 会話 9「大きな病気をしたことは」

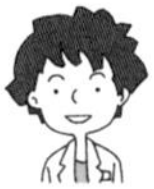

これまでに何か大きな病気をしたことはありますか

Have you ever had any serious illnesses before?

080

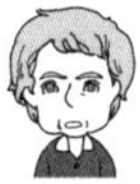

はい，10 年前に心臓の手術をしました

Yes, I had a heart surgery 10 years ago.

**▼ほかにもこんな使い方**

**例 1）** 過去に大きな病気をしたことはありますか 081

- Have you had any major illnesses in the past?

**例 2）** 何か持病はありますか 082

- Do you have any pre-existing conditions?

～米国医療の現場から～

・「病気」を表す単語には “illness” や “disease” がありますが，“disease” のほうが “illness” よりも「より深刻な病気」というニュアンスがあり，例えば「がん」や「臓器不全」などの重い病気を連想させます。日本語でいう「大きな病気」の意味合いに近い表現は，“serious illness” や “major illness” となります。

・また，“pre-existing condition” は，「今も患っている＝持病」に相当する単語で，持病を聞きたいときには便利な表現です。

・とはいっても，患者さんが考える「大きな病気」や「持病」には個人差があり，聞きたい情報をうまく得られない場合もよくあります。そこで，詳しく問診するために，“Have you ever had any surgeries before?”（これまでに手術を受けたことはありますか）や “Have you ever been hospitalized before?”（これまでに入院したことはありますか）といった表現も，併せて覚えておくと便利です。

083 ▶ 「今までに入院したことはありますか」

**- Have you ever been hospitalized before?**

084 ▶ 「今までに手術を受けたことはありますか」

**- Have you ever had any surgeries?**

**ここがリアル！**

渡米して何年も経っても，英語の発音が完璧になるということはなく，相性の悪い単語，発音がどうしても苦手な単語というのは残ってしまいます。何度も聞き返されてしまうような言葉は，別の単語に置き換えて使うのも手です。

例えば，著者は “r” の２つ入る “surgery” をなかなか聞き取ってもらえず，“operation” への置き換えをよくしています。

英語は同義語が多い言語なので，このような言い換えでコミュニケーションがうまくいくことも多いです。伝わりにくい単語があれば，同義語を調べてみるとよいでしょう。

## 会話 10「…と診断されたことは」

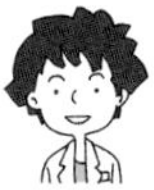

糖尿病と診断されたことはありますか

**Have you ever been** diagnosed with **diabetes?**

◀ 085

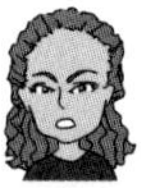

いいえ，でも去年，糖尿病予備軍と言われました

**No, but last year, I was told I had prediabetes.**

### ▼ほかにもこんな使い方

**例 1）** 私は 3 年前に肺がんと診断されました ◀ 086

**- I was** diagnosed with **lung cancer 3 years ago.**

**例 2）** 糖尿病と言われたことがありますか ◀ 087

**- Have you ever been** told that you have **diabetes?**

〜米国医療の現場から〜

・「診断」という名詞は “diagnosis”，「診断する」という動詞は “diagnose” です。「diagnose 人 with ...」で，「人を…という病気と診断する」という意味になり，“Have you ever been diagnosed with ...?” で「…と診断されたことはありますか？」と聞くことができます。

・特定の既往歴があるかどうかを聞く場合の他の表現として，“Have you ever been told that you have ...?”（…

と言われたことがありますか）や，さらにシンプルに “Do you have ...?”（…がありますか）といった表現もあります。

・また，関連する用語として「鑑別診断」は “differential diagnosis”，「前糖尿病」や「糖尿病予備軍」は “prediabetes” “borderline diabetes” と表現することを覚えておくと役立ちます。

## 会話 11「予防接種」

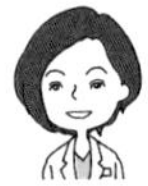

子どものころに麻疹の予防接種を受けましたか

**Did you have your measles** shot **as a child?**

088 ▶

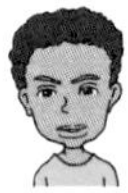

はい，受けました。必要なワクチンはすべて受けていると思います

**Yes, I did. And I think I'm up to date with all my vaccines.**

### ▼ほかにもこんな使い方

089 ▶ **例 1）** 明日，インフルエンザのワクチンを受けます

**- I'll get the flu** shot **tomorrow.**

090 ▶ **例 2）** その患者は２回目のコロナワクチンを接種したばかりだ

**- The patient has just received the second COVID-19** shot/jab**.**

～米国医療の現場から～

・予防接種を受ける行為やプログラムのことを “vaccination” と表現します。日本でもよく聞く “vaccine” のほう

は，予防接種時に投与する薬剤そのものを指します。

・簡易的な表現として，米国では“shot”，英国では“jab”という表現もよく使われます。注射全般を指す“injection”，あるいは「予防」という意味の“protection”も文脈次第でワクチンを指すことがあります。

・また，ここ数年で日本でも見かけた“booster”という表現ですが，これは抗体検査をしてワクチンの効果を確認したり，必要なワクチン接種を追加接種したりするときに“Which of my vaccines need a booster?”（受け直したほうがいい予防接種はありますか？）などのように使います。

「何かアレルギーはありますか」 091

**- Do you have any allergies?**

「痛み止めを飲んだ時，どんな症状がありましたか」 092

**- What kind of reaction did you have when you had painkillers?**

「何かお薬を飲んでいますか」 093

**- Are you taking any medication?**

## 会話 12「利尿薬」

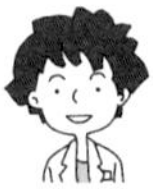

利尿薬を服用していますか

**Are you taking a water pill?**

094 ▶

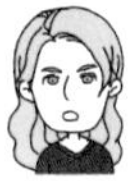

前は飲んでいましたが，今は飲んでいないです

**I used to, but not now.**

### ▼ほかにもこんな使い方

095 ▶ **例 1）** 利尿薬は夜に服用しないでください

**- Don’t take water pills at night.**

096 ▶ **例 2）** 利尿薬の用量を上げます

**- We will increase the dose of your water pill.**

~米国医療の現場から~

・「利尿薬」は正式には “diuretic” といいますが，患者さんと話す時は “water pill” を使うことがほとんどです。水分の排泄促進剤として，書いて字のごとく “water pill” のほうがわかりやすいですね。

・薬の名前は日本語のカタカナと発音が異なる場合があり，注意が必要です。たとえば thiazide は「サイアザイド」，ヒドロクロロチアジド（hydrochlorothiazide）は「ハイドロクロロサイアザイド」と，“l” も “r” も “th” も交ざり，発音の難易度は高めです。

・また，薬を「飲む」の動詞は “drink” ではなく “take” を使います。たとえば，“What medications do you regularly take?（普段どのお薬を服用していますか？）” のように使います。

## 会話 13「抗凝固薬」

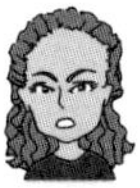

なぜ抗凝固薬を飲まなければいけないのですか

**Why do I need to take a blood thinner?**

097

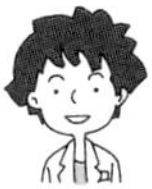

抗凝固薬は血栓が作られるのを防ぐために使われます

**Blood thinners are recommended to prevent blood clots from forming.**

### ▼ほかにもこんな使い方

例 1）抗凝固薬によくある副作用は何ですか 098

**- What are the most common side effects of blood thinners?**

例 2）抗凝固薬を服用していますか 099

**- Are you on blood thinning medications?**

～米国医療の現場から～

・抗凝固薬は正式には“anticoagulant”ですが，患者さんへの説明には“blood thinner”を使います。日本語でも「血液をサラサラにする薬」と定番の言い方をするのと同様です。

・“blood thinner”は広義に「抗血栓薬」として“antiplatelet”（抗血小板薬）を含むことも多く，患者さんへ抗血小板薬を説明する時は，“There are 2 different types of blood thinners, as well as antiplatelets which keep your platelets from sticking together.”（2 種類の抗血栓薬があり，抗血小板薬は血小板がくっ付くのを防いでいます）と説明すると理解しやすくなります。

・“blood thinner” の副作用の確認には，“black or tarry stool”（黒色便やタール便＝血便），“prolonged nosebleed”（長引く鼻血），“excessively bleeding gums”（過剰な歯茎からの出血）などの単語を使って説明します。

・ちなみに，抗凝固薬のイグザレルト（Xarelto，一般名：リバーロキサバン）の発音は「ゼロート」という感じで，頭の “x” は “z” の音になるので注意が必要です。

## Step 2　家族歴，婦人科歴，性交歴

100 ▶ 「ご家族で同じような症状の方はいますか」

**- Does anyone in your family have similar symptoms?**

101 ▶ 「ご家族で何か重い病気の方はいますか」

**- Does anyone in your family have any serious illnesses?**

102 ▶ 「それはお気の毒ですね」

**- I’m sorry to hear that.**

**ここがリアル！**

問診で十分な情報を得るためには性交渉歴の聴取は不可欠ですが，センシティブな内容でもあり，英語で聞くのをためらう方も多いのではないでしょうか。

まず，言語以前の問題として，当然ながら患者さんが安心して話すことができるよう，個室などプライバシーが保たれる状況を確保する必要があります。また，導入には

- I’m going to ask a few questions about your sexual history. These are routine questions I ask all my patients.
（性交渉について少し質問させてください。これは皆さんにしている質問です）

などと前置きをしておくとスムーズです。

「最後の生理はいつですか」 ◀ 103

**- When was your last menstrual period?**

「生理は何日続きますか」 ◀ 104

**- How many days does your period last?**

「生理は規則正しいですか」 ◀ 105

**- Are your periods regular?**

「おりものはありましたか」 ◀ 106

**- Have you had any vaginal discharge?**

「生理と生理の間に出血することがありますか」 ◀ 107

**- Do you bleed in between your periods?**

「初めて生理が来たのは何歳の時ですか」 ◀ 108

**- How old were you when you had your first period?**

「これまでに妊娠したことはありますか」 ◀ 109

**- Have you ever been pregnant before?**

「流産や中絶をしたことがありますか」 ◀ 110

**- Have you ever had a miscarriage or abortion?**

「避妊薬を飲んでいますか」 ◀ 111

**- Are you on any birth control pills?**

「現在，妊娠している可能性はありますか」 ◀ 112

**- Is there any possibility you may be pregnant?**

## 会話 14「性交渉はありますか」

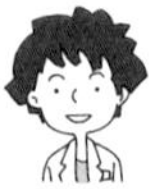

性交渉はありますか

**Are you sexually active?**

113 ▶

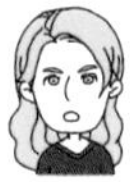

はい，夫と性交渉をしています

**Yes. With my husband.**

### ▼ほかにもこんな使い方

114 ▶ **例 1）** これまでに性交渉の経験はありますか

**- Have you ever been sexually active?**

115 ▶ **例 2）** どのような性交渉をしますか

**- What types of sexual activity do you have?**

～米国医療の現場から～

・現時点で性交渉を行うパートナーがいる状況を“sexually active”と表現し，性交渉は“sexual activity”と言います。さらに，性交渉がある場合には以下の「5 つの P」を加えて問診すると，性感染症などのリスクの評価に有効です。

1. Partners（パートナーの性別，人数）
2. Practice（性交渉の内容）
3. Protection from STIs（コンドームなど，性感染症の予防）
4. Past history of STIs（性感染症の既往）
5. Prevention of pregnancy（避妊方法）

「過去 6 か月の間に性交渉を行うパートナーは何人いましたか」 116

**- How many sexual partners have you had in the last 6 months?**

「男性，女性，あるいはその両方と性行為を行いますか」 117

**- Do you have sex with men, women, or both?**

「いつもコンドームを使用していますか」 118

**- Do you use condoms regularly?**

「今までに性感染症にかかったことはありますか」 119

**- Have you ever had a sexually transmitted disease?**

**ここがリアル！**

性交歴から生活歴に問診内容が移る際にも，患者さんに話題を変えることを伝える文章を一言挟んでおいたほうが混乱を招かずによいと思います。

その際にも繰り返しになりますが，

- I'm going to ask you some questions about your daily life and habits.

のように前置きをするとスムーズに会話を移行できるでしょう。

## Step 3　社会歴，生活歴

「喫煙しますか」 120

**- Do you smoke?**

「1 日に何本吸いますか」 121

**- How many cigarettes do you smoke a day?**

122 ▶ 「何歳から吸い始めましたか」

**- At what age did you start smoking?**

123 ▶ 「何歳でやめましたか」

**- At what age did you quit smoking?**

124 ▶ 「どれくらいの頻度で飲みますか」

**- How often do you drink?**

125 ▶ 「1 日にどれくらい飲みますか」

**- How much do you drink a day?**

## 会話 15「ご趣味は」

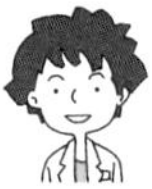

あなたの趣味は何ですか

What do you do for fun?

126 ▶

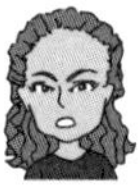

アニメを見るのが好きです

I like watching anime.

**▼ほかにもこんな使い方**

127 ▶ **例）**何か好きなことはありますか

- What do you like to do for fun?

～米国医療の現場から～

・「社会生活歴」は英語でもそのまま “social history” です。“What do you do for fun/What do you like to do for fun?” という表現で，ざっくりと日本語でいう「好きなことは何ですか」という意味になります。

・「趣味は何ですか？」というと真っ先に浮かぶのは中学で習った“What is your hobby?”ではないでしょうか。これも直訳した意味は同じになりますが，（楽器やスポーツのような）「熱烈に打ち込んでいるもの（“passionate”）」に限定して聞いている印象があるので，あまり一般的に使われる表現ではありません。今回紹介した“What do you do for fun?”のほうが自然で，日常会話でも頻繁に使われます。答え方としては，“I like ...”または“I enjoy ...”で始めるのが無難です。

・小児科領域でいえば，米国では“HEADSS assessment”という独特の診察項目があり，思春期（11〜13 歳）になると親を部屋の外に出して子どもと医師が 1 対 1 になって Home, Education, Activities, Drugs, Sex, Suicide について一通り聞くことが推奨されています。その Activities を聞く際に“What do you do for fun?”は必ず使われる表現の一つです。

・ちなみに，職業を聞く際に使われる一般表現は，“What do you do for a living?”（お仕事は何をされていらっしゃるのですか？）です。こちらも，学校で習ったであろう“What is your job/occupation?”はかなり直接的な表現で失礼に当たる可能性もあるので，実際に使われる場面はほとんどありません。

・日本の診察場面では，患者さんが質問に答えた後に医師が反応することはあまりないでしょうが，米国では患者さんが，“I am an accountant.”（会計士です）と答えたら，医師側も“That’s great.”，“Good for you.”などと大胆にリアクションをとることも多く，こうした“social history”のやりとりを通して患者さんとラポートを形成しています。

## 会話 16「娯楽目的の薬物」

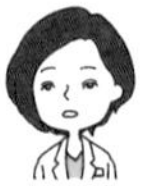

娯楽目的の薬物を使っていますか

**Do you use any** recreational drugs**?**

128 ▶

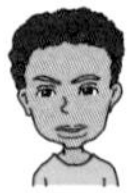

一度も使ったことがありません

**No, I've never used any.**

### ▼ほかにもこんな使い方

129 ▶ 例 1）医薬品や薬物を娯楽目的で使用していますか

**- Do you take any medications or** drugs for recreational purposes**?**

130 ▶ 例 2）この患者は薬物使用によるてんかんの病歴があります

**- This patient has a history of** recreational drug**-induced seizure.**

〜米国医療の現場から〜

・米国での臨床においては，すべての患者さんに，違法かどうかにかかわらず娯楽目的で医薬品や薬物を使用しているかを確認しています。その際，薬物の種類が限定的にならないよう，“...for example, medications that have not been prescribed to you, or any street drugs.”（たとえば，処方されていない薬やストリート・ドラッグなどのことです）と付け加えます。

・おまけの知識として，薬は“medication”や“drug”ですが，今回の会話例のように“drug”は使い方次第では，「違法・娯楽薬物」を連想させることがあります。日本語の場合も「薬」と「ドラッグ」では，ニュアンスが少し違いますよね。

・「…の薬を飲んでいる」という表現は，前置詞の“on”を使って，“I'm on antihypertensive medication.”（高血圧の薬を飲んでいます）となりますが，“What drugs are you on?”（何の薬を飲んでいるのですか？）という表現にすると，“on”と“drugs”の組み合わせによって，「何の（違法・娯楽）薬物を使っているの？」というニュアンスにも聞こえるので，私は仕事においては“drug”より“medication”を多く使います。ただ，医療現場では“drug”もよく使われており，多くの場合，問題は生じていません。

**ここがリアル！**

カリフォルニア州では娯楽用途のマリファナ使用は認められているため，マリファナについては処方薬や違法薬物とは別に「タバコを吸いますか？」という質問の流れで「マリファナを吸ったり食べたりしますか？」と聞くようになりました。

一方で，オピオイド中毒も深刻な問題となっており，「痛み止めなどの薬を服用していますか？」という点も念入りに確認しています。

「お仕事は何ですか」 131

**- What do you do for a living?**

「結婚していますか」 132

**- Are you married?**

「誰と住んでいますか」 133

**- Who do you live with at home?**

## Step 4　排尿・排便，睡眠，食事，運動

「お小水に関して何か問題はありますか」 134

**- Do you have any problems with urinating?**

**- Do you have any problems with passing water?**

135 ▶「夜間何回トイレに起きますか」

**- How often do you get up to use the bathroom at night?**

136 ▶「何か便通に変化はありますか」

**- Have you noticed any changes in your bowel movements?**

137 ▶「便通はいつもどおりありますか」

**- Do you have regular bowel movements?**

138 ▶「便秘はありますか」

**- Are you constipated?**

139 ▶「最近睡眠の問題はありますか」

**- Have you had any trouble sleeping recently?**

140 ▶「睡眠で何か変化はありませんか」

**- Have you noticed any changes in your sleep patterns?**

141 ▶「食欲はありますか」

**- Do you have an appetite?**

142 ▶「何か食欲に変化はありますか」

**- Have you noticed any changes in your appetite?**

143 ▶「何か体重に変化はありますか」

**- Have you noticed any changes in your body weight?**

144 ▶「普段どれくらい運動をしますか」

**- How much exercise do you usually get?**

## Step 5　小児の患者

**ここがリアル！**

　英語にも子ども対象の特有の表現が存在します。小児の患者さんに問診を行う際にはわかりやすい英語を心がけましょう。
たとえば腹痛を聞く際は，“abdominal pain”ではなく

**- Does your tummy hurt?**
**- Do you have belly pain?**
（おなかは痛いかな？）

などといった表現を使うほうが自然です（belly や tummy は日本語で言う「おなか＝ぽんぽん」みたいな感じです）。
小児問診の際には既往歴，アレルギー歴のほかにも，immunization，birth history をルーチンで聞く必要があります。

**- Is his/her vaccination up to date?**
（必要な予防接種はすべて受けていますか）

**- Did you have any complications during pregnancy or delivery?**
（妊娠中あるいは出産時に合併症はありましたか）

など聞き忘れないようにしましょう。
　米国の臨床では診察室に看護師さんがいないので，診察の時に同室にいるのは保護者のみです。身体診察を嫌がる子どもに対して保護者の協力が必須です。

**- Please hold his/her head**
（お子さんの頭を押さえていてください）

などといって保護者に介助をしてもらいながら協力して身体診察を行いましょう。

## 会話 17「吐き戻す」

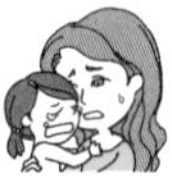

娘が昨日何度もミルクを吐き戻したので心配です

I am worried about my daughter because she spit up milk many times yesterday.

145 ▶

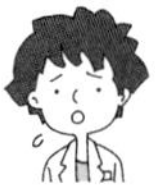

なるほど，いつもはどのくらいの頻度で吐き戻しますか？

Okay, how often does she usually do that?

▼**ほかにもこんな使い方**

146 ▶ 例）授乳中や授乳後にげっぷをさせてあげると，吐き戻しを防げますよ

- Helping her burp during and after feeding will prevent her from spitting up.

～米国医療の現場から～

・「吐き戻す」という表現は小児医療でよく使われます。AAP（米国小児科学会）のサイトでは，“vomiting”は胃の内容物が口から体外に強制的に吐き戻されること，“spitting up”は強制的な筋収縮は関与せず，しばしばげっぷに伴い胃の内容物が口から出てくること，と説明されています。

・母乳や人工乳を飲んだ赤ちゃんが，食後にミルクを口から吐き出してしまうことがありますが，これがまさに“spitting up”(吐き戻す)に当たります。大人が悪心を伴って嘔吐するときのニュアンスとは大きく異なります。

・“spit”を単体で使う際には，「唾を吐く」もしくは「口に入れたものを飲み込まずに出す」という意味合いとなり，

こちらもまた上記とはニュアンスが異なります。小児領域で言えば，子供が食べようとしたものが口に合わず，すぐに「ぺっ」と外に出すような状況です。

・米国で小児医療に携わっていると，赤ちゃんの“spit up”を心配して救急やクリニックを訪れる家族は非常に多く，たびたび耳にする言葉です。

・英語圏の方は“spit up”“vomit”“spit”といった表現を自然に使い分けていますので，ニュアンスの違いを理解して，患者さんの年齢や症状に応じて使い分けてみてください。

## 会話 18「ゼーゼーする」

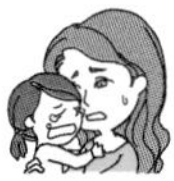

先生こんにちは，この子，昨夜からゼーゼーしていてよく眠れなかったみたいです

**Hi doc, she started wheezing last night and did not sleep well.**

◀ 147

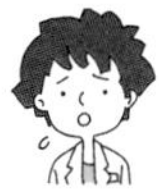

過去に喘鳴のエピソードはありますか？

**Has she had any wheezing episodes in the past?**

**▼ほかにもこんな使い方**

**例 1）** 今喘鳴はないようですが，吸入器が有効かもしれませんね ◀ 148

**- I do not hear any wheezing now, but he might benefit from an inhaler.**

149 ▶ **例 2）ゼーゼーに効く市販の薬はないのでしょうか**

**- Is there an over-the-counter medicine for wheezing?**

～米国医療の現場から～

・一般小児領域では，「ゼーゼー」「ヒューヒュー」という呼吸音を主訴に来院される方が多くいらっしゃいます。その表現にぴったり当てはまる言葉が“wheezing”です。英語での定義は“Wheezing is a high-pitched whistling sound while breathing.”（呼吸時の甲高い音）と記載されています。

・非医療者の方は“wheezing”を日常会話でよく使用するのですが，医療用語としても成立するため，身体所見も“No rales/stridor/wheezing/rhonchi”（ラ音，吸気性喘鳴，喘鳴，いびき音なし）のように記載します。原型は“wheeze”（苦しそうに息をする［動詞］・ゼーゼーいう音［名詞］）という単語ですが，ing 形で使用されることがほとんどという印象です。

・余談ですが，例 2 に出てきた“over-the-counter drug/medicine”は，日本と同じで「処方箋なしで購入できる薬（OTC）」という意味になります。海外でも，一般の方・医療者共によく使用する表現ですので，こちらも併せて覚えておくと便利でしょう。

・“wheezing”は非常に簡単で使いやすい表現ですので，喘息や心不全等の患者さんを診察する際にぜひ使ってみてください。

## 会話 19「便秘」

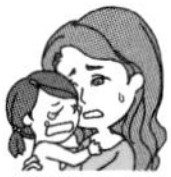

うちの娘は，最近お腹が痛いと言っています

**My daughter has recently been having stomach pain.**

150

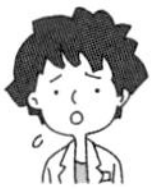

便秘気味ですか？

**Is she constipated?**

**▼ほかにもこんな使い方**

**例 1）** 便秘に効く薬はありますか 151

**- Do you have any medications for constipation?**

**例 2）** どのくらいの期間，便秘なのですか 152

**- How long have you been constipated?**

～米国医療の現場から～

・便秘を主訴とする，または腹痛の背景に便秘がある患者さんは頻繁に遭遇しますよね。便秘は “constipation”（コンスティペイション）で表すことができます。たとえば，「私は便秘気味です」であれば “I am constipated.” もしくは “I have constipation.” で表現することができます。どちらも正解ですが，前者のほうがよく聞く印象です。医療者同士での会話でも同様に “This patient is constipated.” と使ったり，“This constipated patient is ...” のように形容詞として使ったりします。

・ちなみに，便秘には “obstipation”（アーブスティペイション）という言葉もあり，これは “severe form of constipation”，つまり「かなりひどい便秘症状」の際にときどき用いられます。

・医療現場で使う「排便」という表現には，“bowel movement”が使われます。使い方としては，“Did you have any bowel movements yesterday?”（昨日排便はありましたか？）や，“How many bowel movements do you have per day?”（1 日に何回排便しますか）といったように使用されます。

・小児領域に関しては，“poop”という表現がお子さんに伝わりやすいので，親が外来に来た際に，“She has not pooped for 3 days.”（うちの娘は 3 日間うんちが出ていません）と説明したり，医療者も“Do you poop every day?”（うんちは毎日出ていますか？）と聞いたりします。ただし，日本語の「うんち」のトーンなので，幼い子ども相手の使用に留めておくほうが無難でしょう。医療現場で大人の患者さんに使うと少しびっくりされるかもしれません。

・医療現場でたびたび遭遇する「便秘・排便」の表現を使いこなせるようになりましょう！

## 会話 20「1 日の排尿回数」

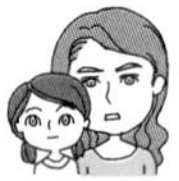

最近，うちの子の食欲があまりないような気がします

**I think my child has not had an appetite recently.**

153 ▶

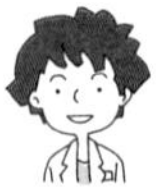

なるほど，昨日は 1 日に何回くらいおしっこをしたか覚えていますか

**I see. Do you remember how many times she had a** wet diaper **yesterday?**

### ▼ほかにもこんな使い方

例）私の娘は今日４回しかおしっこをしていません。これって普通ですか？ ◀ 154

- **She has had only 4 wet diapers today. Is that normal?**

～米国医療の現場から～

・こちらは小児特有の英語表現です。日本語に直訳しづらいのですが，“a wet diaper”で「オムツをしているお子さんのおしっこ」を示します。“2 wet diapers”は「2回おしっこをした」（直訳では「オムツが2回濡れた」）というように，排尿回数を表すことができます。

・生後～3歳前後まではオムツをしている子が多いかと思いますが，赤ちゃんや幼児が陥りやすい脱水症状の指標として“wet diaper”の回数を聞くことは医療者にとって必須です。上記の表現のように“How many times a day does your baby have a wet diaper?”と聞く以外にも，“How many wet diapers does your baby have every day?”という表現も使われ，同様の意味となります。いずれも聞きたいのは「オムツをしている赤ちゃんの排尿回数」です。

・オムツを卒業した子どもの場合は，“pee”を用いて“How many times did you pee yesterday?”（昨日何回おしっこをしましたか？）と聞きます。さらに大きくなった青少年期や大人に対してはいろいろな表現がありますが，“go to the bathroom”を用いて，“How many times a day do you go to the bathroom?”で「1日に何回排尿しますか？」と聞くことが多い印象です。

・「排尿する」には“urinate”という単語がありますが，子どもの患者さんや家族に対して使うとかなり仰々しい印象になるので，医療者同士の会話以外ではあまり使われません。小児領域では医療者同士の会話でも“wet diaper”や“pee”を使う人が多いです。上記の表現をマスターし，子どもの患者さんが来た際にはぜひ使ってみてください。

## 会話 21「母乳と粉ミルク」

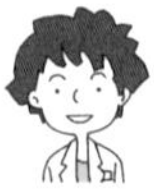

母乳と人工乳の量はどのような感じですか

**How much do you** breastfeed **and** formula **feed?**

155 ▶

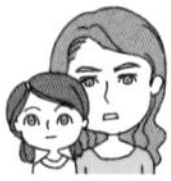

最近は粉ミルクしか飲ませていません

**Recently, I have been giving my baby** formula **only.**

### ▼ほかにもこんな使い方

156 ▶ **例 1）** 何か母乳のトラブルなどの心配はありますか

**- Do you have any trouble** breastfeeding**?**

157 ▶ **例 2）** 母乳の量が少ないような気がします

**- I feel like I do not produce enough** breast milk**.**

～米国医療の現場から～

・こちらも小児患者さんに特有の表現です。「母乳」と「人工乳（粉ミルク）」をそれぞれ“breast milk”，“formula”というのですが，母乳，粉ミルクを与える行為のこと（母乳栄養/人工乳栄養）のことはそれぞれ“breastfeeding”，“formula feeding”と表現します。

・“breastfeeding”は一語ですが，“formula feeding”はなぜか２語です。“formula feeding”はほかにも“bottle-feeding”という言い方もあり，これは文字のとおり「哺乳瓶」での“feeding”であり，「粉ミルクを与える行為一般」を指します。こちらに関してはなぜか“bottle”と“feeding”の間にハイフンを入れるのが一般的です（表記がそれぞれ違って混乱しますが，あまり気にしなくて大丈夫です）。

・“formula” という言葉はあまり日本人には馴染みがないので，とっさに言葉が出てこない際は “bottle-feeding” を使えば，問題なく患者さんに理解してもらえるかと思います。関連する用語として「授乳」は “lactation” で表現でき，例 1 の「授乳に関して心配事はありますか？」であれば，“Do you have any concerns about breastfeeding/lactating?” と，両方の言い方が可能です。

・ちなみに米国では，一般に飲み物の量は “oz”（ounce）で表現します。日本で一般的な “mL”（milliliter）はあまり使われません。患者さんも “My baby drinks 3 oz of formula every 2-3 hours.”「私の娘/息子は 2〜3 時間ごとに粉ミルクを 3 オンス飲みます」といった言い方をしますので，“mL” に慣れている私は変換に困ることがよくあります。

・1 oz はほぼ 30 mL ですので，私はいつも頭の中で変換しながら会話しています。医療者の間では，輸液量の単位などで mL を使うので問題ありません。赤ちゃんのミルクに関する表現だけでも，さまざまなバリエーションがあって奥深いですね。

「お子さんの妊娠中，出産時，産後に何か医学的な問題はありましたか」 158

**- Were there any medical issues during your pregnancy, at the time of delivery, or soon after birth?**

「妊婦健診でのエコーや遺伝子検査の結果はいかがでしたか」 159

**- How were the results of the prenatal sonogram or genetic testing?**

160 ▶ 「お子さんは普通分娩（経腟）でしたか，帝王切開でしたか。NICU に滞在しましたか」

**- Was your child born via vaginal delivery or C-section? Did he/she need to stay in the NICU?**

161 ▶ 「出生体重はいくらでしたか」

**- How much did your child weigh at birth?**

162 ▶ 「正期出産でしたか。妊娠何週で生まれたか覚えていますか」

**- Was he/she born to term? Do you remember how many weeks you were along in your pregnancy when he/she was born?**

163 ▶ 「新生児マススクリーニング検査で何か異常はありましたか」

**- Were there any abnormal results during the newborn screening?**

164 ▶ 「新生児期に体重増加不良や黄疸など，何か異常はありましたか」

**- Were there any issues during the newborn period such as poor weight gain or jaundice?**

165 ▶ 「小さい頃に年齢相応の発達目標を満たしていましたか」

**- Did your child meet all developmental milestones for his/her age when he/she was little?**

166 ▶ 「これまでのお子さんの性格や行動に関して，自閉症や ADHD などの心配は何かありましたか」

**- Have there been any concerns with his/her personality or behavior, such as autism or ADHD?**

「小児期のワクチンは全て年齢相応に済ませていますか」 ◀ 167

**- Is your child up to date with all his/her childhood vaccines?**

### ここがリアル！

子どもの予防接種を拒否する（vaccine refusal），もしくは抵抗を示す（vaccine hesitancy）親と対峙することは日米共通の問題です。以下は対応の一例です。

- Could you explain why you do not want to get the vaccine?
  （なぜ予防接種を受けたくないか教えて貰えませんか）

- I see where you are coming from. I understand that you are concerned about its safety.
  （なぜそのように考えるかわかりました。安全性について心配があるということですね）

- I am not here to judge your perspectives, but it is my responsibility to tell you what I know as a doctor to help your informed decision.
  （あなたの価値観を批評するのは私の仕事ではありません。ただ，医師としてあなたが正しい情報に基づいて決断することを手助けすることは私の責任です）

- To the best of available data, it is clear that the benefits of the vaccine far outweigh its potential risks.
  （現在存在するデータの限りでは，この予防接種のメリットは潜在的なリスクを上回ることは明白です）

# 3 診察（視診・聴診・触診）

## Step 1　導入

168 ▶ 「ブラウンさん，身体診察をします」

**- Ms. Brown, I'm going to examine you.**

169 ▶ 「手を洗わせてください」

**- Let me wash my hands.**

170 ▶ 「今から（私が）心臓の診察をします」

**- I'm going to check your heart.**

**- Let me check your heart.**

**- I would like to check your heart.**

**- I need to check your heart.**

171 ▶ 「シャツをあげてもらえますか」

**- Please raise your shirt.**

**- Can you please raise your shirt?**

**- Could you please raise your shirt?**

**- Could you raise your shirt, please?**

**- I would like you to raise your shirt.**

## Step 2　頭頸部の診察

● **目の診察**

172 ▶ 「目の診察をします。目を開けてください。上を見てください。下を見てください」

**- I'm going to check your eyes. Could you open your eyes? Look up for me, and look down for me.**

● 口の診察

「口を開けてください。“あー” と言ってください」 ◀ 173

**Could you open your mouth and say “ahh”?**

● 首の診察

「首の診察をします」 ◀ 174

**- I’m going to examine your neck.**

● 甲状腺の診察

「甲状腺を診察します」 ◀ 175

**- Let me check your thyroid.**

● リンパ節の診察

「リンパ節の腫れを診察します。このあたりを押さえます」 ◀ 176

**- I would like to check for swollen glands. Let me press on this area.**

## Step 3　胸部の診察

● 心臓の視診

「心臓の診察をします。シャツをあげてください。まずは視診を行います」 ◀ 177

**- I’m going to check your heart. Please raise your shirt. Let me take a look.**

● 心臓の聴診

「続いて，心臓の音を聴きます」 ◀ 178

**- Now I’m going to listen to your heart.**

### 呼吸音の聴診

179 ▶ 「呼吸の音を聴きます」

**- I need to listen to your lungs.**

180 ▶ 「深呼吸をしてください」

**- Please take a deep breath.**

181 ▶ 「吸って，吐いて」

**- Breathe in, and breathe out.**

182 ▶ 「後ろを向いていただけますか」

**- Can you please turn around?**

### 打診

183 ▶ 「背中を叩きます」

**- I’m going to tap on your back.**

## Step 4　腹部の診察

### 腹部の視診

184 ▶ 「続いて，お腹の診察をさせてください」

**- Now I’m going to examine your abdomen.**

185 ▶ 「ベッドに横になって，服をあげてください。まずは視診をします」

**- Please lay down for me, and raise your shirt. Let me take a look.**

### 腹部の聴診

186 ▶ 「続いて，お腹の聴診をします」

**- I’m going to listen to your abdomen.**

### ●腹部の触診

「膝を曲げてください。お腹を押します。痛かったらおっ 187
しゃってください」

**- Could you please bend your knees? Now I'm going to press on your belly. Please let me know if it hurts.**

### ●肝臓の触診

「肝臓を確認するためにこの辺りを押さえます。痛かったら 188
おっしゃってください。深呼吸をしてください。息を吸って，
吐いて」

**- I'm going to press around here to feel your liver. Let me know if it hurts. Please take a deep breath. Breathe in, and breathe out.**

### ●脾臓の触診

「この辺りを押さえて，脾臓を確認します。痛かったらおっ 189
しゃってください。深呼吸をしてください。息を吸って，吐
いて」

**- Now I'm going to press around here to feel your spleen. Tell me if it hurts. Please take a deep breath. Breathe in, and breathe out.**

### ●CVA 叩打痛

「起き上がってください。背中を叩くので痛かったらおっ 190
しゃってください」

**- Could you please sit up? I'm going to tap on your back. Tell me if it hurts.**

## Step 5　神経診察

### ●視野

191 ▶ 「右/左手で右/左目を覆って，指が何本見えるか教えてください」

**- Can you cover your right/left eye with your right/left hand and tell me how many fingers you see?**

### ●眼球運動

192 ▶ 「頭を動かさず，目だけで私の指先を追ってください」

**- Follow the tip of my finger with your eyes only without moving your head.**

### ●瞳孔

193 ▶ 「目に光をあてます。壁の一点を見ていてください」

**- I'm going to shine a light in your eye. Please look at a point on the wall.**

### ●顔面感覚

194 ▶ 「ここを触っているのがわかりますか。こちら側はどうですか，同じですか」

**- Can you feel this? What about this? Are they the same?**

### ●顔面運動

195 ▶ 「眉毛を上げてください。しっかりと目を閉じてください。歯を見せて笑ってください」

**- Could you raise your eyebrows? Close your eyes as tight as possible. Could you smile and show me your teeth?**

● **聴力**

「これは聞こえますか。こちら側はどうですか，同じですか」 196

**- Can you hear this? What about this? Are they the same?**

● **舌運動**

「舌を出して，左右に動かしてください。」 197

**- Please stick out your tongue, and move it to the left and right.**

● **腱反射**

「反射を確認します。筋肉をリラックスさせてください。膝をこの器械で叩きます」 198

**- Now I would like to check your reflexes. Relax your muscles. I'm going to tap on your knees using this device.**

● **Babinski 反射**

「軽く足を引っかきます（痛くはないが，不快な刺激のとき）」 199

**- I need to lightly tickle your feet.**

「軽く足を引っかきます（少し痛みを伴う刺激のとき）」 200

**- I need to lightly scratch your feet.**

● **筋力**

「筋肉の強さを確認します」 201

**- I would like to check your muscle strength.**

### ●手

202 ▶ 「右手/左手を握ってください」

**- Could you make a fist with your right/left hand?**

### ●腕・脚

203 ▶ 「右/左のつま先をバタバタさせてください」

**- Could you wiggle your right/left toe?**

204 ▶ 「右腕/左腕を上げて，上げたままにしてください」

**- Could you raise your right/left arm and hold it up?**

205 ▶ 「右脚/左脚を上げて，上げたままにしてください」

**- Could you raise your right/left leg and hold it up?**

### ●肩外転・内転

206 ▶ 「右腕/左腕を体の外側に上げてください。内側に戻してください」

**- Raise your right/left arm outward from the side of your body and bring it back down.**

### ●肘関節屈曲・伸展

207 ▶ 「右腕/左腕を顔に向かって上げてください。下げてください」

**- Bring your right/left arm up toward your face and bring it back down.**

**ここがリアル！**

身体診察をする際の英語表現も，基本はとにかくシンプルな構文で聞いたほうがいいです。特に神経診察の際には内転，外転などさまざまな動きを示すバラエティに富んだ動詞が登場してきて，英語に慣れてきてもすぐに口から出てこないものです。表現がパッと出てこなければ，自分で実際に手や足を動かして見せながら，

- Please do this.
- Could you do like this?

と言うだけでも十分診察として成立します。

● **手関節屈曲・伸展**

「右手首/左手首を上に曲げてください。下に曲げてください」 208

- **Bend your right/left hand up at the wrist and bring it back down.**

● **股関節屈曲・伸展**

「右膝/左膝を上げてください。下げてください」 209

- **Lift your right/left knee up and bring it back down.**

● **股関節内転・外転**

「太ももを内側に寄せてください。外側に開いてください」 210

- **Close your thighs together and then spread them apart.**

● **膝関節屈曲・伸展**

「右足/左足を蹴り出してください。戻してください」 211

- **Kick your right/left leg out from the knee and bring it back down.**

● **足関節屈曲・伸展**

「右足/左足を下に伸ばしてください。上に曲げてください」 212

- **Point your right/left foot downward and then lift it up toward your shin.**

**●感覚**

213 ▶「次に，感覚を確認させてください」

**- Now I would like to check your senses.**

**●小脳**

214 ▶「次に，バランスと動きを確認します」

**- Now I would like to check your balance and mobility.**

**●指鼻試験**

215 ▶「右手の人差し指で，私の指を触って，鼻を触ってください」

**- With your right index finger, touch my finger and then touch your nose.**

216 ▶「左手も同じようにしてください」

**- Now please do the same with your left index finger.**

**●踵膝試験**

217 ▶「右足の踵を，左足の膝から下へ，そして上へと動かしてください」

**- Please take your right heel and run it along your left leg from your knee downward and then back up.**

218 ▶「左足の踵でも同じようにしてください」

**- Please do the same with your left heel.**

**●歩行**

219 ▶「少し歩いてもらえますか」

**- Could you take a few steps for me?**

### つま先歩き

「つま先立ちで歩いてもらえますか」 220

**- Could you walk on your tiptoes?**

### 踵歩き

「踵で歩いてもらえますか」 221

**- Could you walk on your heels?**

### 見当識

「お名前を教えてください」 222

**- What's your name?**

「今，何月ですか」 223

**- What month is it now?**

「今，どこにいるかわかりますか」 224

**- Do you know where we are now?**

# 4 方針の決定・再診

## Step 1　診察のまとめ

225 ▶ 「これまで話していただいたことを要約しますね」

**- Let me summarize what you have told me.**

226 ▶ 「(検査などを予定して）そこから始めましょう」

**- We will go from there.**

227 ▶ 「検査をできるだけ早く終わらせましょう」

**- Let's get all the studies done as soon as possible.**

228 ▶ 「数か月後に再診予定です」

**- You will see me in a couple of months.**

### 会話 22「検査をする」

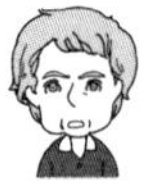

それで，次はどうしたらよいでしょうか

So, what is the next step?

229 ▶

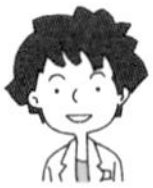

診断を確定するために，いくつかの検査を行いたいと思います

We would like to run some tests to confirm the diagnosis.

### ▼ほかにもこんな使い方

例 1）心臓発作を除外するために検査が必要です 230

- I need to run a test to rule out a heart attack.

例 2）糖尿病を調べるために血液検査をします 231

- I'm going to run a blood test to check your diabetes.

～米国医療の現場から～

・"run" という動詞は「走る」以外にも，「(会社などを) 経営する」，「(機械などを) 動かす」といったさまざまな意味があります。"Run a test" で「検査を行う」という意味になり，検査について英語で説明する時によく使うフレーズです。

・また，"run" に関連したフレーズとしては，"I have a runny nose."（鼻水が出ています）や，"I'm running late."（少し遅れます）といった表現も，日常会話によく出てきます。

## 会話 23「予約」

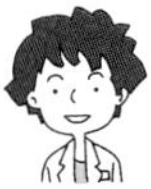

来週，理学療法士の予約を取っておきましょう

I'll make you an appointment with a physiotherapist for next week.

232

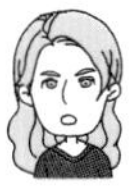

水曜日に空きはありますか

Do you have anything open next Wednesday?

### ▼ほかにもこんな使い方

例 1）グリーン先生との予約を明日の午前 11 時に取りたいです

**- I'd like to make an** appointment **with Dr. Green at 11 am tomorrow.**

例 2）定期診察のために予約を取りたいのですが

**- I'd like to schedule an** appointment **for my regular check-up.**

～米国医療の現場から～

・日本語で「予約」と訳される英単語には“appointment”, “booking”, “reservation” などがあります。人と会うことを「予約（＝約束)」する場合には “appointment”, 場所や物, たとえばレストランの席や飛行機のチケットを「予約」する場合には “booking” や “reservation” を使います。

・病院での「予約」は,「医師やその他の医療従事者と会うための予約」だと考えられるため, “appointment” が使われます。「予約をする」は “make an appointment” というフレーズを用いますが, もっと具体的に日程や時間を決めるような状況では, “schedule an appointment” という表現も使われます。

・希望の日にちで予約が取れるかを聞くときには, “Do you have anything open?（空いている時間はありますか？)” と患者さんから聞かれることもあるかもしれません。“Let's schedule your next appointment for 5:30.（次の予約は 5 時半にしましょう)” といったやりとりで予約時間を確定します。

## 会話 24「お勧めします」

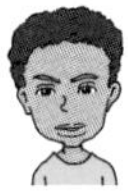

体重を減らしたいと思っています

**I'd like to lose weight.**

235

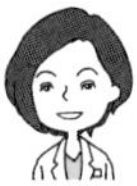

規則的に運動することをお勧めします

**It's** advisable **to get regular exercise.**

### ▼ほかにもこんな使い方

**例 1）** 毎晩同じ時間に就寝することが推奨されています 236

**- It's** recommended **to go to bed at the same time every night.**

**例 2）** 禁煙することが望ましいです 237

**- It's** advisable **to quit smoking.**

～米国医療の現場から～

・治療方針や生活指導をするに当たり，何かを提案したり，医学的に推奨されていることを説明したりする場合には，「…することがよいとされている」「何かをしたほうがいい」という意味の“It's advisable to do ...”または“I recommend you to do ...”や“It's recommended to do ...”がよく使われます。「すべき」と言いたいときにまず出てくる“should”や“had better”の場合，かなりきつい言い方に聞こえてしまうので，禁忌事項の説明など，使う場面を限定したほうがよいでしょう。たとえば，“You should avoid binge drinking.”（アルコールの過量摂取は避けるべきです）のように使います。

・また，“suggest”（提案する）を用いる場合には，“I suggest that you stop smoking.”のように that 節をとり，“suggest to do ...”という構文はとらないのでこちらも気を付けてください。

・少し違った言い方では，“It would be great if you do ...”（…できれば素晴らしいですね），“The best thing to do is ...”（一番いい方法は…することです）といった言い方で，何かを提案することもできます。“It would be great if you could cut down on your sugar consumption.”（砂糖の摂取量を控えられるといいですね）といった具合です。

・患者さんとのやりとりの中で，「こうしたほうがいい」「これは避けたほうがいい」という提案をする場面は多いと思いますので，定型表現として覚えておくと便利ですよ！

## 会話 25「自然によくなります」

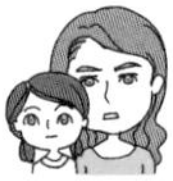

娘が水疱瘡にかかりました

**My daughter has got chickenpox.**

238

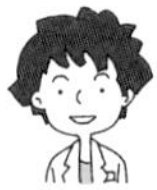

治療しなくても自然によくなりますので安心してください

**Please be assured that it will resolve itself without any treatment.**

**ほかにもこんな使い方**

239 **例 1）**ほとんどの風邪は自然によくなります

**- Most of the common colds are self-limiting.**

例 2）注射後の腕の痛みは自然によくなります ◀ 240

- The pain in your arm after the injection will get better by itself.

～米国医療の現場から～

・治療を行わなくても自然に回復する疾患を“a self-limiting disease”といいます。これらの疾患が「自然に回復する」と説明したい場合には，「そのままで回復する」という意味で“resolve itself”，“go away on its own”，“get better by itself”などの言い方をします。“Tonsilitis tends to go away on its own.”（扁桃腺炎は自然によくなることが多いです）といった具合です。

・自然に回復する疾患や，状態が落ち着いていて「治療せずに経過を見ましょう」「様子を見ましょう」と伝える場合には，“wait and see”を使って，“Let’s wait and see as it often resolves on its own.”（自然軽快することが多いので様子を見ましょう）ということができます。

・また，もっとしっかり経過を見守る必要がある場合には，“We’ll keep an eye on the patient.”（その患者さんを注意深く観察します）という言い方をします。

## 会話 26「清潔を保つ」

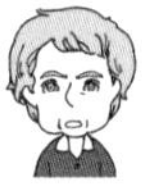

ほかに何か知っておくべきことはありますか

**Is there anything else I should be aware of?**

241 ▶

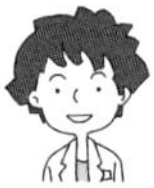

感染予防のために清潔を保ってください

**Please maintain good personal hygiene to prevent infections.**

### ▼ほかにもこんな使い方

242 ▶ **例 1）** 口内衛生を保つことは全般的な健康において大切なことです

- **Good oral hygiene is vital for your overall health.**

243 ▶ **例 2）** 適切に手指衛生を保つことは，新型コロナ感染症伝播を減らすために不可欠です

- **Proper hand hygiene is essential to reduce COVID-19 transmission.**

〜米国医療の現場から〜

・“hygiene” は「衛生」を意味し，広義の “clean” よりも，「生活習慣として清潔にする」というニュアンスを含みます。“personal hygiene” は直訳すると「個人の衛生習慣」ですが，意味としては「シャワーに入る」「歯や爪を清潔に保つ」「清潔な衣類を身に付ける」など多岐にわたります。

・例文にもあるように，“oral hygiene”（口内衛生），“hand hygiene”（手指衛生），“environmental hygiene”（環境衛生）など，清潔にすべき内容を具体的に示すことも多くあります。

・傷口や術後の管理，感染症対策，薬の副作用の説明など，“personal hygiene” を促す場面は多いと思いますので，ぜひ使ってみてください。

## 会話 27「受診してください」

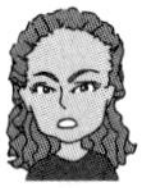

手術前に再度受診しますか

**Do I have to come see you before surgery?**

244

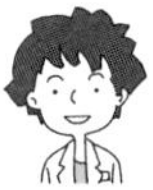

いいえ，大丈夫です。手術日にお会いしましょう

**No, you are all set. See you on the day of surgery.**

### ▼ほかにもこんな使い方

例 1）残念ながらまだ検査結果が出ていないです。再度受診していただけますか 245

**- Unfortunately, we don’t have the results yet. Could you please come see me again?**

例 2）具合が悪いときは受診してください 246

**- Please come see me when you don’t feel well.**

〜米国医療の現場から〜

・日本語の「受診する」の直訳に当たる言葉は英語にはありませんが，代わりに “see” が使われます。

・今回の表現である “come see me” は，厳密に言えば “come to see me” もしくは “come and see me” が文法的には正しいです。ただし，口語表現では今回のように 2 つの動詞を直接つなげて使うことがよくあります。“go get your coffee" や "come talk to me" など，表現のバラエティは豊富です。

・ちなみに "come to the hospital" といった，直訳した「病院に来てもらう」という表現は，相手に意味は理解してもらえますが一般的ではありません。この表現はどちらかというと，「予定して受診する」というよりは「想定外の病気・けがのために受診する」というニュアンスになります。

・今回のような動詞２連続の表現はとても口語的なので，機会があればぜひ使ってみてください。あまり文法にとらわれず，英語を楽しむことも大切ですね。

## 会話 28「その方針に賛成です」

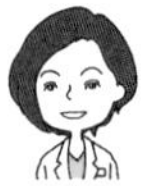

CT 画像を確認してから，治療方針をお伝えしますね

**I will review the CT images today and let you know the treatment plan.**

247 ▶

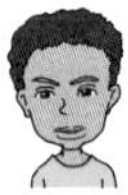

わかりました。その方針に賛成です

**Okay. That sounds like a plan.**

**▼ほかにもこんな使い方**

248 ▶ **例 1）** 医師：もう一晩泊まって明日退院はどうでしょう

**- How about staying 1 more night and going home tomorrow?**

患者：いいですね！

**- That sounds like a plan!**

例 2）医師：来院したときに，傷のチェックをしましょう 249

- I'll check your incisions when you get here.

患者：わかりました

- That sounds like a plan.

～米国医療の現場から～

・この表現は，医療現場では主に患者さんが使うことが多いです。治療方針であったり，今後の流れを説明したりした際，患者さんが同意した場合に "That sounds like a plan" という答えが返ってきます。直訳すると「良い計画のように聞こえる」なのですが，ニュアンス的にはカジュアルな「その方針に賛成です」という意味になります。

・医療現場に限らず，友人と旅行の計画を立てているときなどにもまとめとして "That sounds like a plan!" と使うことができます。非常に便利な表現なので，ぜひ覚えて実際に使ってみてください。

「処方箋はあなたの行きつけの薬局に送られます」 250

**- The prescription will be sent to your pharmacy.**

「神経内科医に紹介しますね」 251

**- I will refer you to a neurologist.**

「（方針を提示して）これでいかがでしょうか」 252

**- How does that sound?**

「手術に向けて準備万全にしますね」 253

**- We will tee you up for surgery.**

## 会話 29「これでいいですか」

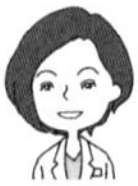

2週間後に再診します。それでいいですか？

**I'd like to see you in 2 weeks' time.** Would that be OK with **you?**

254 ▶

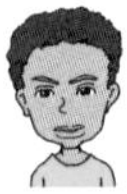

もちろんです。ありがとうございます！

**Sure, thanks!**

### ▼ほかにもこんな使い方

255 ▶ 例 1）再度，採血を行うことになってもよいですか

- Would it be OK with **you if I took the blood sample again?**

256 ▶ 例 2）検査を始めても大丈夫ですか

- Are you comfortable with **me starting the procedure?**

～米国医療の現場から～

・許可を得る際の質問方法はいろいろな表現がありますが，もっとも簡単な聞き方は "OK" を使って，"Are you OK with ...?" または "Is that OK with you?" と聞く方法です。また，「上手くいく」という意味の "work" を使って，"Does that work for you?" と聞くこともできます。

・もう少し丁寧に聞く場合には，"Are you comfortable with ...?"（…で大丈夫ですか？），"May I do ...?"（…してもよいですか？）などの表現があります。

・そのほか，"Do you mind if I do ...?" という言い方もよく使われます。直訳すると，「私が…をしたら嫌ですか？」という意味になり，"No" という返事が来た場合には「嫌ではないです（OK です）」という意味になることに注意しましょう。

## 会話 30「それでお願いします」

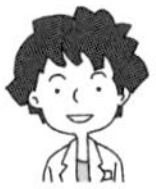

次に来るのは来週でいいですか

**How about coming to see me again next week?**

257

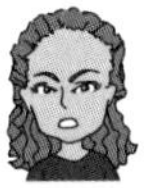

はい，それでお願いします

**Yes, that sounds good to me.**

### ▼ほかにもこんな使い方

例 1）医師：すべてがいい感じですね。手術に進んでもいいですか　258

**- I think everything looks good. Is it okay if we proceed to the surgery?**

患者：はい，それでお願いします

**- That sounds good to me. Please proceed.**

例 2）医師：明日，退院できますよ。いかがですか　259

**- You can go home tomorrow. How does that sound?**

患者：それでお願いします！

**- That sounds good to me!**

～米国医療の現場から～

・これはもう「頻出中の頻出」といえる表現です。著者自身も最低 1 日 1 回は使っています。“that”で直前の会話の内容を受けたうえで，“sounds good to me”で「私にとって，（その内容が）よく聞こえる」，つまりは「それでお願いします」という意味になります。

・日本の英語教育の中にはあまり出てこない表現ですが，医療現場に限らず日常でも非常によく使われる便利な言い回しです。場面，文脈，内容にほとんど制限されることなく使えるので，ぜひ皆さんも身に付けて会話に花を咲かせましょう。

## 会話 31「随時報告します」

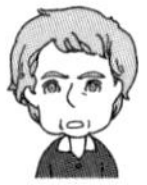

手術がいつか知りたいのですが…

**I want to know when my surgery will be...**

260 ▶

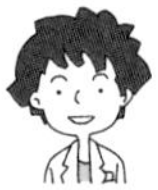

まだ決められませんが，随時報告します

**It’s not decided yet, but I will** keep you posted**.**

### ▼ほかにもこんな使い方

261 ▶ **例 1）** まだ正式な報告書を待っているところですが，随時報告しますね

**- Well, the official report is still pending, but I will** keep you posted**.**

例2）最善の治療法をまだ検討中ですが，随時報告いたします ◀ 262

- **We're still discussing your best treatment plan, but I promise we will keep you updated.**

～米国医療の現場から～

・"I will keep you posted/updated." は，米国の臨床現場では非常によく使われる表現です。患者さんやご家族からの質問はさまざまにありますが，その場ですべてに回答できるわけではありません。正式な検査結果がまだ出ていなかったり，他科の医師と治療方針の協議中だったり，あるいは外来スケジュールの調整が必要だったりします。そのような場合に使える表現として，この "I will keep you posted/updated." があります。絶え間なく変化する状況の中で物事を決定する医療現場にあって，「新たなことがわかり次第，お知らせします」というこの表現は有用性が高いです。

・"post" には「手紙を投函する」や，最近では「SNS に動画や写真を投稿する」といった意味がありますが，「情報を知らせる」という意味もあります。"update" は日本語ではカタカナで使われているとおり「アップデートする」という意味です。したがって，"keep someone posted/updated" で「…に随時情報を知らせる」という意味になります。

・この表現は非常に便利で，同僚や上司から「随時連絡ください」という意味合いで "Please keep me posted/updated!" と言われることもあります。似たようなニュアンスをもつ言い回しとしては，"I will let you know when I know more." もありますが，やはりより簡潔な今回紹介した表現のほうが頻繁に使われます。ぜひ使ってみてください。

## Step 2　薬剤の説明

**ここがリアル！**

薬の服用状況を把握したいときは，close-ended の質問は避けましょう。“Do you take your medications every day?” と聞けば，とりあえず “yes” と答えてしまう患者さんもいるからです。こうした場合は，“How often do you forget to take your medications per week?” と，飲み忘れ前提のような聞き方をすると，具体的な服用状況が得られやすくなります。その際に患者さんから “Of course, I take them every day!” と返ってくれば，“That's great!” と褒めて，継続するよう促しましょう。

患者さんのヘルスリテラシーもさまざまですので，薬の効果や副作用，服用方法など，説明した内容が正しく伝わったかどうかの確認が必要です。“I want to make sure I explained clearly.” と前置きをし

- **Could you show me how you would use this inhaler?**
  （どうやって吸入器を使うかやってみて下さい）

- **Could you tell me what symptoms to watch out for (as potential side effects)?**
  （副作用で気にかけておくべき症状を言ってみて下さい）

と確認するといいです。

また，処方薬の refill（同じ薬を再処方できる仕組み）については，今回の処方分がなくなる前に，

- **You have 3 refills and please make sure to refill the medication before you run out.**
  （3 回分の refill がありますので，今回の処方分が無くなる前に受け取ってください）

などと伝え，次の分を受け取るよう強調します。

263 ▶ 「この薬は症状を緩和させます」

**- This medication can help relieve the symptoms.**

「食事の有無に関わらず服用できます」 264

**- You can take the meds with or without food.**

「この薬の使い方を見せますね」 265

**- Let me show you how to use these meds.**

**- Let me demonstrate how to use this medication.**

## 会話 32「頓服/必要に応じて」

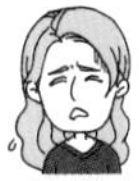

まだ左腕に痛みがあります

I still have pain in my left arm.

266

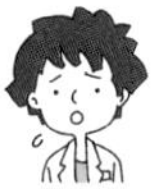

この薬を頓服してください

Take this medication as needed.

**▼ほかにもこんな使い方**

**例 1)** 突発的な痛みがあるときに，この痛み止めを服用してください 267

- Take this painkiller as needed for breakthrough pain.

**例 2)** 必要に応じてご連絡ください 268

- Please contact us on an as-needed basis.

～米国医療の現場から～

・日本語の「頓服」とは「必要に応じて」という意味で，英語では“as needed”と表現します。処方箋の表記は“PRN”（ラテン語の pro re nata の略）です。

・患者さんに説明するときは，具体的にどのような場合に服用が必要なのか，という情報が必要です。例 1 のように

“breakthrough pain” と説明したり，“Take it ‘only’ when you start feeling pain.” と only を強調して伝えたりすることで，飲み間違いが起こらないようにします。

・また，“short acting”（短期即効性のある薬）の頓服薬を “rescue medication” と呼び，服用状況の確認のため “Keep a record when you take your rescue medication.”（頓服薬をどれくらい飲んだか記録してください）と患者さんに伝えることが多いです。

・“Call me as needed!”（必要なときに電話して）とスタッフ同士のやりとりでも “as needed” はよく用いられる表現なので，“必要に応じて” 使ってみてください！

## 会話 33「坐剤」

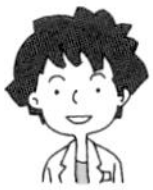

これまでに坐剤を使ったことはありますか

**Have you ever used suppositories before?**

269 ▶

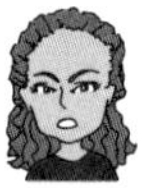

一度もないです。なので，使い方がわからないです

**Never. So, I don’t know how to use them.**

### ▼ほかにもこんな使い方

270 ▶ **例 1）** できれば，坐剤は使いたくないです

**- I prefer not to use suppositories.**

271 ▶ **例 2）** 坐剤をゆっくり，尖ったほうを先に肛門から約 1 インチ挿入してください

**- Gently insert the suppository pointed end first about 1 inch into your rectum.**

～米国医療の現場から～

・坐剤は“suppository”，発音は「サパーズィトリー」です。「サポ」よりは「サパ」と聞こえ，「パ」にアクセントが付きます。坐剤を使うときの説明では，動詞に“insert”を用います。「尖った先端から挿入する」という意味で，“pointed tip first”や“tapered end first”などの言い方があります。

・1 インチは約 2.5 cm です。米国では他にもポンド（1 lb＝約 0.45 kg）やフィート（1 ft＝約 30 cm）と日本とは異なる単位を使うので，体重から薬の用量や腎機能を計算する際は注意が必要です。

・坐剤を処方した場合，エラー防止のために，“Do not put rectal suppositories in your mouth!”（坐剤を口から飲まないでくださいね！）と付け加えることも大事ですね。

**ここがリアル！**

患者さんに“Have you ever...?”（これまで…したことはありますか？）と聞く場面は多いですが，こうした“Yes”か“No”で答える質問（＝close-ended question）をするときは，聞き間違いや勘違いがないように，“Is this the first time?”（今回が初めてですか？）など確認のための追加質問をして，コミュニケーションエラーが起こらないようにする工夫が大切です。

## 会話 34「湿布」

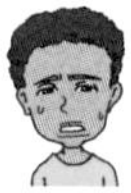

足をくじいてしまいました

**I twisted my ankle.**

272 ▶

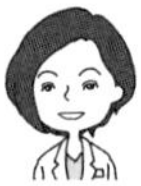

痛むところに，この湿布を貼ってください

**Place this patch on the area that hurts.**

### ▼ほかにもこんな使い方

273 ▶ **例 1）** 清潔で乾いた毛の少ない部分に湿布を貼ってください

**- Apply the patch to a clean, dry, and hairless area of skin.**

274 ▶ **例 2）** 24 時間したら湿布を剝がし，別の場所に新しい湿布を貼ってください

**- Remove the patch after 24 hours and choose a different place to apply a new patch.**

～米国医療の現場から～

・「湿布（貼付剤）」は “patch”（または “transdermal patch”：経皮貼付剤）といいます。日本語でも「パッチ剤」と呼ぶこともありますよね。冷湿布や温湿布を指す場合には “cold compress/hot compress” と表現します。冷または温のジェル状のものを “compress”（当てる＝圧縮する，押し付ける）する，というわけで，こちらは薬剤が入っていない場合がほとんどです。

・アルツハイマー型認知症の経皮吸収型製薬である “rivastigmine”（リバスチグミン）パッチなどの場合には，前のものを剝がし忘れたまま複数のパッチを貼ってしまうことのないよう，例 2）のようにパッチを剝がすことの説明を加えるとよいでしょう。

・また，合成オピオイドである“fentanyl transdermal patch”（フェンタニルパッチ）を誤ってペットや子供が触ってしまう事故を避けるために，“Promptly dispose of any used patches by folding them in half with the sticky sides together.”（使用後のパッチは，粘着面を内側にして半分に折り，即座に処分してください）と伝えることも大切です。

## 会話 35「軟膏」

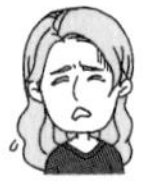

発疹に悩まされています

**My skin rash is really bothering me.**

275

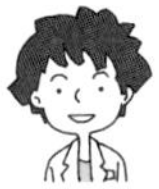

患部にこの軟膏を塗ってください

**Please apply this** ointment **to the affected area.**

### ▼ほかにもこんな使い方

**例 1）** 眼軟膏はどのように使えばいいですか 276

**- How do I use the ophthalmic** ointment**?**

**例 2）** この外用軟膏は皮膚感染症に使われます 277

**- This topical** ointment **is used for a skin infection.**

〜米国医療の現場から〜

・“topical agents”（外用薬）の中で，“cream” “lotion” “gel”は日本語でもカタカナでそのまま使われていますが，軟膏は“ointment”（オイントメント）と表現します。塗るという動詞は“apply”を使います。“ointment”には英語特有の破裂音である“t”が2回出てくるので，発音も練習してみてください。さらに，眼軟膏“ophthalmic ointment”となると，さらに発音難易度がアップします。「アフサルミック・オイントメント」と，破裂音の連発に加えて“th”や“l”が発音しにくく，しかもその“thal”の部分にアクセントが来ます。ただ，患者さんに対しては“eye ointment”と言えばよいのでご安心ください。

・「患部」は“affected area”，つまり「影響を受けた部位」と表現します。こちらもよく使う表現なので，覚えておくと役立ちます。

## 会話 36「吸入」

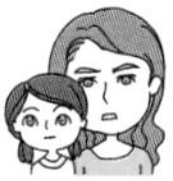

この吸入器はどれくらいの頻度で使うのですか

**How often do I use this inhaler?**

278 ▶

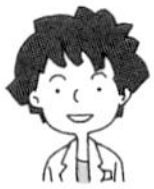

1日に1回，2吸入してください

**Inhale 2 puffs once a day.**

### ▼ほかにもこんな使い方

279 ▶ **例 1)** 吸入器1ボトルで200回分の吸入ができます

**- One bottle of inhaler contains 200 puffs.**

280 ▶ **例 2)** 一度吸入するたびに，これらの方法を繰り返してください

**- Repeat these steps for each puff.**

～米国医療の現場から～

・「吸入する」という動詞は“inhale”を使い，「吸入器」は動詞を活用した“inhaler”です。そして名詞の「吸入」を

表現したいときには“puff”を使います。“puff”は，「ひと吹きする」「吹き出す」「噴射する」といった動詞としても使われ，“take a puff of a cigarette”は「タバコを吹かす（一服する）」という意味になります。また，“puff”には「プッと膨らむ」という意味もあり，お菓子のシュークリームは“cream puff”です。

・吸入器の使い方は，患者さんがわかるまで丁寧に“step by step”で実演しながら説明します。米国では Health literacy があまり高くない患者さんも多いので，理解度を確認することが大切です。
吸入器の説明の際によく使われる“breathe”と“breath”の発音の違いも練習しておくとよいでしょう。
- Breathe out all the way.
（息を吐き出します）
- As you start to slowly breathe in, press down the inhaler 1 time.
（息をゆっくり吸い込みながら，吸入器を一度押します）
- Hold your breath as you slowly count to 10.
（息を止め，ゆっくり 10 数えます）
といった感じです。

## 会話 37「皮下注」

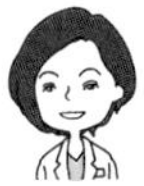

インスリンは皮下注射します
**Insulin is administered by** subcutaneous injection**.**

281

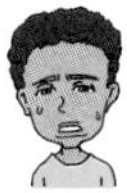

えぇ…針が怖いです…
**Oh no... I’m scared of needles.**

### ▼ほかにもこんな使い方

282 ▶ 例 1）どうすれば，皮下注射の痛みを軽減できますか

- **How do you make** subcutaneous injections **less painful?**

283 ▶ 例 2）どの部位に皮下注射するのがよいですか

- **What are the best sites for** subcutaneous injections**?**

---

～米国医療の現場から～

・皮下注射は“subcutaneous injection”（略語は SQ あるいは Sub Q），筋肉注射は“intramuscular injection”（略語は IM）と言います。医療者であれば毎日のように使っている用語ですね。

・皮下注射の場合，手順について，パンフレット等を見せながら実演することも多いかと思います。例文のように，患者さんから質問が出ることがありますので，回答の準備や，“abdomen”（腹部），“upper arms”（上腕），“thighs”（太もも），“buttocks”（臀部）等の身体の部位を示す単語も，一緒に覚えておくとよいでしょう。

・加えて，“self-monitoring of blood glucose”（血糖値自己測定）の説明をする機会も多くあります。テクニカルな方法（手技）だけでなく，“motivational interview”（患者さんに治療への理解を促し，やる気を引き出す面談）等のコミュニケーションスキルを用い，「何のためにインスリン注射や血糖値測定が必要なのか」という十分な説明が必要です。

・たとえば，次のようなフレーズを使ってみましょう。

- I understand your fear and concerns.
（不安なのはわかります）
- However, self-monitoring helps protect you by allowing you to immediately identify and deal with sudden rises or drops in blood sugar.
（ただ，自己測定によって，急な血糖の上昇や低下がすぐにわかり，対処することができるんですよ）

## 会話 38「眠気」

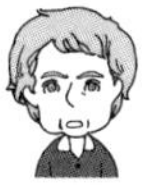

何か副作用はありますか

**Does this medicine have any side effects?**

284

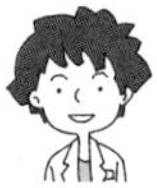

服用後，眠気が出る可能性があります

**This medication may cause drowsiness.**

**▼ほかにもこんな使い方**

**例 1）** 昼間に眠気がひどいです　285

**- I feel drowsy during the daytime.**

**例 2）** 眠気の症状はいつから始まりましたか　286

**- When did you start feeling drowsy?**

～米国医療の現場から～

・「眠気」は “drowsiness” や “sleepiness” で表現します（文語では “somnolence” を使うこともあります）。これが「疲労」となると “tiredness” や “fatigue”（文語では倦怠感・不快感として “malaise”），「だるい」「ぼーっとする」は “sluggish”（文語では “lethargic”）など，似たような症状でも多くの単語があります。現場では，患者さんのさまざまな表現を聞き取り，カルテには文語を使って書くなど，使い分けをしています。

・なお，日本語は主語を省略しても成り立つので，日本語から英語へ直訳しようとすると，「あれ？」となることも多くあります。「眠気が出る可能性がある」を “There is a possibility ...” と一字一句を訳すのではなく，会話例のように “The medication（この服薬）” を主語にする，または “You may feel drowsy.” にするなど，直訳ではなく，自分が知っている単語を使って状況を説明するように心掛けると，さらにスムーズに英語が出てくるようになるかもしれません。

287 ▶ 「それらの症状は一時的です」

**- These symptoms are temporary.**

288 ▶ 「薬が効き始めるまでに数時間かかります」

**- It takes a few hours for the meds to kick in.**

**- It takes a few hours for the meds to start working.**

289 ▶ 「この薬は冷蔵庫に保存して下さい」

**- Keep the meds in the fridge.**

**- Store the medication in the refrigerator.**

290 ▶ 「飲み忘れても，倍量を一度に飲まないで下さい」

**- Do not take a double dose if you miss one.**

291 ▶ 「それらの副作用が出てないかチェックして下さい」

**- Please watch out for these side effects.**

292 ▶ 「もしこれらの症状が現れたら，直ちに連絡して下さい」

**- If you experience these symptoms, please contact us immediately.**

293 ▶ 「私のオフィスに遠慮なく連絡ください」

**- Please feel free to call my office.**

294 ▶ 「何か（他に）できることはありますか」

**- Is there anything that I can help you with?**

## Step 3　再診

### ここがリアル！

外来などで患者さんの再診を行う時には，

- How have you been?
（お元気にされていましたか）

- It's been a while.
（お久しぶりですね）

- Great to see you again.
（もう一度お会いできて嬉しいです）

といった表現を使って会話を始めるとよいでしょう。

また，前回の受診時よりも痛みが悪くなって受診したことを聞いた場合には

- I heard you went through a lot.
（色々と大変だったそうですね）

というような表現を使うことで患者さんに寄り添うことができます。

「新しい薬を始めて，何か変化はありましたか」 295

**- Did you notice any changes after starting the new medication?**

---

「このお薬はあなたに合っているようです」 296

**- You are tolerating this medication well.**

## 会話 39「順調です」

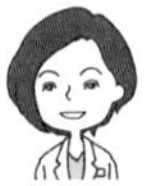

順調にいっていますよ

**You are** moving in the right direction**.**

297 ▶

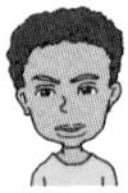

それはよかったです

**That's good to know.**

### ▼ほかにもこんな使い方

298 ▶ **例 1)** お父さんは元気ですよ。順調にいっています

**- Your father is doing well. He is** moving in the right direction**.**

299 ▶ **例 2)** 経過中に誤嚥性肺炎が起こりましたが，全体としては，彼は快方に向かっています

**- His course was complicated by aspiration pneumonia, but overall, he is** moving in the right direction**.**

～米国医療の現場から～

・“move in the right direction” は直訳すると「正しい方向に動く」ですが，医療現場で病状を表す時に使うと「順調にいっている」「快方に向かっている」という意味を表します。患者さんや家族に対するポジティブな声掛けにもなるため，臨床現場でよく使われる言い回しです。

・なお，“direction” は米国英語では「ディレクション」，英国英語では「ダイレクション」と読まれることが多いです。また，“right” にも “direction” にも “r” が含まれるため，“l” の発音と混同しないように注意が必要です。

## 会話 40「薬剤誘発性」

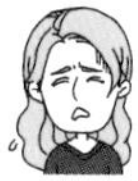

最近，めまいがするんです

**I've been feeling dizzy lately.**

◀ 300

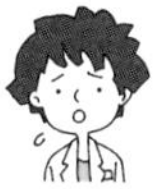

薬剤誘発性の低血糖かもしれません

**It might be** drug-induced **hypoglycemia.**

### ▼ほかにもこんな使い方

**例 1）** アセトアミノフェン過剰摂取による薬物誘発性肝障害の病歴があります ◀ 301

**- The patient has a history of** drug-induced **liver injuries due to an overdose of acetaminophen.**

**例 2）** それらは，一般的なストレス起因性の症状です ◀ 302

**- These are common** stress-induced **symptoms.**

〜米国医療の現場から〜

・"○○-induced" で「○○誘発性（○○によって引き起こされる，○○由来の）」という意味になります。"heparin-induced thrombocytopenia（HIT）"（ヘパリン起因性血小板減少症）など，病名にも使われます。

・薬物治療による副作用に対して，新たな処方をすることを "prescribing cascade"（処方カスケード）と呼びますが，どんどん薬が足されてしまうことを避けるためにも，患者さんが抱えている症状が "drug-induced" の症状でないかを丁寧に確認することが大切です。

## 会話 41「体重が増えました」

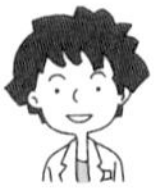

その後いかがですか

**How have you been since the last time we met?**

303 ▶

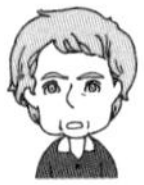

この数か月でだいぶ体重が増えました

**I've** put on loads of weight **in the last few months.**

### ▼ほかにもこんな使い方

304 ▶ **例 1）** ロックダウン中に太りました

**- I** gained some weight **during the lockdown.**

305 ▶ **例 2）** 食習慣を変えるのが，一番よい体重の減らし方です

**- Changing your eating habits is the best way to** lose weight**.**

～米国医療の現場から～

・「体重が増えた」という表現は，“put on weight”や“gain weight”，“grow heavier/fatter” などと表現されます。一方で「体重が減った」場合には，“lose weight” や “slim down”，“become thinner” などの表現があります。

・米国，英国では，体重や身長を“pound”，“feet”，“inch” を使って表現します。1 ポンド＝約 0.45 kg，1 フィート＝30.48 cm，1 インチ＝2.54 cm です。

・また，特に体重を表すときには “stone” という単位もよく使われます。“stone” は 14 ポンド（約 6.36 kg）のことで，“to lose a stone” で「6.36 kg 減る」という意味になります。“I've put on 2 stones in the last year.”（ここ

1 年で約 13 キロ増えました）という感じで使います。

## 会話 42「検査を受ける」

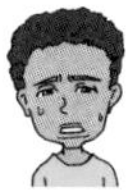

コロナウイルスに曝露してしまったかもしれません。検査を受けることはできますか

**I might have been exposed to COVID-19. Can I get tested for it?**

306

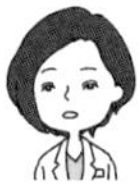

わかりました，何か症状はありますか

**Okay, do you have any symptoms?**

### ▼ほかにもこんな使い方

**例 1）** 彼は手術前に B 型肝炎検査を受ける必要があります 307

- **He needs to get tested for Hepatitis B before the surgery.**

**例 2）** ここ 3 年間性病検査を受けていないようですね。検査されますか 308

- **You haven't gotten tested for an STI for the past 3 years. Would you like to?**

〜米国医療の現場から〜

・"get tested for A" で「A の検査を受ける」という表現になります。最近の医療現場でも"want to get tested for Covid" という表現で，患者さんから検査を要求されることが頻繁にあります。この言い回しは使い勝手がよく，たとえば医師が患者さんに説明する際にも，"You need to get tested for A（A の検査を受ける必要があります）”などと言うことができます。

・「COVID-19 の検査を受けたい」という表現では，“I would like a Covid test”という非常にシンプルな伝え方もあります。こちらの表現も日常的によく使われます。“I would like to get tested for Covid”と同じ意味ですが，ネイティブの方々からすると，“I would like a Covid test”のほうがやや楽観的な印象を受けるようです。

**ここがリアル！**

日本ではメディアが「新型コロナウイルス」という表現を使って報道しているのに対して，医療現場を除いた日常会話では「コロナ」という略称を使うことが多いかと思います。

米国では，メディアは“COVID-19”や“the coronavirus”という表現で報道することが多く，日常ではほとんどの人が“Covid（コービッ）”と言います。ふだんの会話のなかで“the coronavirus”や“Corona”を聞くことはまずありません。

## 会話 43「薬の変更」

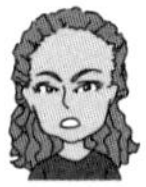

まだこの薬を飲み続けるのですか

**Am I still supposed to take this medication?**

309

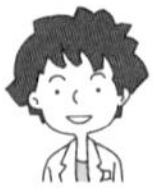

いいえ，別のお薬に変更します

**No. Actually, I will** switch you over to **another one.**

### ▼ほかにもこんな使い方

例 1） 肝酵素の値がよくなっていますね。こちらの薬に変更しましょう 310

- Your liver enzymes are getting better. I will switch you over to this medication.

例 2） 退院前に経口薬に変更しないといけません 311

- I will have to switch you over to PO meds before discharge.

～米国医療の現場から～

・“switch you over to ...” は，知らないとまず出てこないと思います。「薬を変更する」という意味ではさまざまな表現がありますが，これは「具体的にどのような変更をするのか」を言いたいときによく使われる言い回しです。

・例 2 のように静脈注射薬から経口内服薬に変更したり，薬 A から薬 B に変更したりする場合に便利な表現です。臨床現場で薬を変更するときには理由があることがほとんどですので，その理由も含めて患者さんに説明ができるとさらによいでしょう。

・多数の薬を見直すときや，具体的な内容に触れずに薬の変更を伝えるときは，“adjust” を使うと便利です。薬について患者さんと話す機会は多いので，ぜひ身に付けて実際の会話で使ってみてください。

## 会話 44「医療に絶対はない」

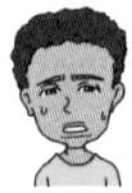

この治療法は確実に安全ですか

**Are you sure this treatment never has any negative side effects?**

312 ▶

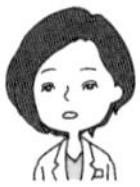

医療に絶対はありません/絶対に安全とは言えません。ただし，あなたにとっては，ほぼ間違いなく安全だと思います

**I never say "never", but it would most likely be safe for you.**

### ▼ほかにもこんな使い方

313 ▶ **例 1)** 絶対にないとも，絶対にあるとも言えません

- **I never say "never" and never say "always".**

314 ▶ **例 2)** 絶対にないとは言い切れません。どんな治療法でも副作用の可能性はあります

- **I never say "never". Any medical treatment has potential side effects.**

～米国医療の現場から～

・新たな治療法を開始する場合に，医師に確実な効果・安全性を保証してほしいということは，一般的な患者心理だと思います。日本でも同様ですが，米国でもこの種の質問はとても多く，適切な返答方法を知っておくことが重要です。

・医療への過度の期待はトラブルの元であり，健全な医師患者関係の構築にも悪影響を及ぼす可能性があるので，「医療に絶対はない」という事実を明確に伝えることも重要になります。

・相手に冷たい印象を与えない工夫としては，“I wish I could tell you this is 100% effective”(100%有効だと，お伝えできればよいのですが…)と言ったり，“I wish I had a crystal ball”（[占い師が使う，未来がわかる] 水晶玉があればよいのですが…)という表現を付け加えたりします。また，単純に “unfortunately, I can never say never” という表現でも，与える印象は柔らかくなると思います。

## 会話 45「熱が下がる」

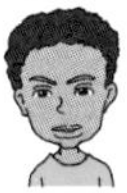

ありがたいことに，今朝熱が下がりました

**Fortunately,** my fever broke **this morning.**

◀ 315

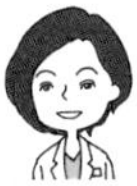

よかったですね！　ほかの症状はまだありますか？

**That's great! Do you still have any of the other symptoms?**

### ▼ほかにもこんな使い方

**例）** 熱を下げるために，何をすべきですか　◀ 316

**- What should I do to** break my fever?

〜米国医療の現場から〜

・「熱が下がる」という表現は，“My fever broke/has not broken yet”（熱が下がった/まだ下がっていない）と伝えることができます。われわれ日本人の感覚からすると，あまりなじみがない表現ではないでしょうか。

・“fever” を主語にした「熱が下がる」（自動詞）という上記表現のほか，“The medicine should break his fever” と，“fever” を目的語にした「その薬が熱を下げる」（他動詞）と表現することも可能です。これらは口語的な表現で，主に患者から熱の症状を訴える際に使われます。医療者同士の会話では，“afebrile”（無熱の）もしくは“non-febrile”（発熱なし）という表現を用い，“He had a fever yesterday, but is afebrile/non-febrile today”（彼は昨日熱がありましたが，今日は平熱です）というように使われることが多いです。

・「熱が下がる」には，ほかにも簡単な単語を使ったさまざまな表現があります。たとえば，“fever goes down/comes down”でも「熱が下がる」という意味になりますし，さらにシンプルに“I had a fever, but I am fine today”で，「もう熱はないですよ」というニュアンスを伝えることもできます。診療に発熱は付き物で，患者さんは多様な表現をします。ぜひ，熱に関する多くの表現を覚え，慣れていきましょう。

## 会話 46「問題ありません」

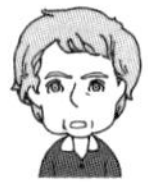

検査の結果はどうでしたか

**How was the test result?**

317 ▶

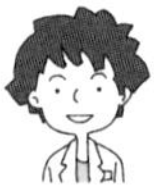

あなたの糖尿病は問題ありません

**Your diabetes is** under control**.**

**▼ほかにもこんな使い方**

318 ▶ **例 1）** 心配ありません，すべて順調です

**- Don't worry. Everything is** under control**.**

319 ▶ **例 2）** 彼の飲酒癖は手に負えない状態です

**- His drinking is not** under control**.**

～米国医療の現場から～

・“under control” の直訳は「支配下にある，コントロール下に置かれている」となりますが，「適切に管理されている」ということから派生して，日常会話では「うまくいっている，問題ない」という意味で使われます。

・医療現場では，糖尿病や脂質異常症などの慢性疾患が順調に管理されていることを “under control” と表すことができます。また，“get” を使うことで “I would like to get your diabetes under control.”（あなたの糖尿病をコントロールしたいのです）といった表現もできます。

・“under” は「下に」を表す前置詞ですが，“under construction”（建設中），“under repair”（修理中）といったように，「…している最中である」という意味合いでも使われることも覚えておきましょう。

## 会話 47「…だとわかった」

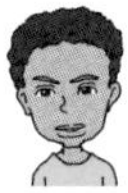

血液検査の結果を聞きたいのですが…

**I’d like to hear about the results of the blood test...**

320

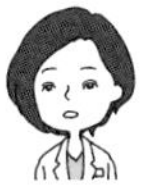

検査の結果，あなたは糖尿病だとわかりました

**It turns out that you have diabetes.**

### ▼ほかにもこんな使い方

321 ▶ 例 1）その患者は肺がんに罹患しているとわかった

**- It turns out that the patient has lung cancer.**

322 ▶ 例 2）血液検査の結果は陰性でした

**- The blood test has turned out to be negative.**

～米国医療の現場から～

・“turn”という動詞には，単独では「向きを変える」などの意味がありますが，“I’m turning 40 next month.”（私は来月 40 歳になる）の使い方のように，「ある状態になる」といった意味もあります。“turn out”で，「…だとわかる」「…という結果になる」という意味になりますが，ここには「予想していた結果と異なる」というニュアンスが含まれます。

・同様に，“The patient turned out to be allergic to dye.”（その患者は造影剤にアレルギーがあることがわかった）などのように，対象を主語にして用いることもできます。用例としては，“The chemotherapy turned out to be effective for the patient.”（〔予測に反して〕化学療法はその患者には有効であることがわかった），“The patient, as it turned out, hadn’t taken his insulin for the last couple of days.”（その患者は〔期待に反して〕，この数日間インスリンを打っていなかったことがわかった）などもあります。

・一方，“come out”も「何かが明らかになる」という意味があり，こちらは予測と結果の関係によらずに使うことができます。“The results have just come out.”（ちょうど結果が出たところだ）のように使われます。

## 会話 48「(手術・治療を) 乗り越える」

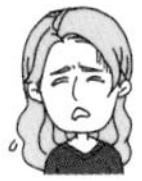

先生，やっぱり手術が不安です…

**But, I am still worried about the surgery, Doctor...**

323

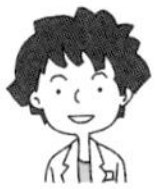

ご心配はわかります。でも大丈夫ですよ

**I understand your concern, but** you will make it**.**

### ▼ほかにもこんな使い方

**例 1)** 血液検査の結果もいいですし，もう椅子に座っていますね。快方に向かっていますよ 324

**- The blood test this morning looks good, and you are already able to sit upright.** You are making it**.**

**例 2)** すごいですね！　よくなっていますよ 325

**- Look at you!** You are making it**.**

～米国医療の現場から～

・アクション映画では，銃で撃たれた人物の“I'm not gonna make it”(俺はもう助からない) というセリフがよく出てきます。“make it” はいろいろな場面で使われ，基本的な概念は「困難な状況を乗り越える」ですが,「ビジネスを成功させる」「時間に間に合う」などの意味でも使われます。

・病院では「病気/手術を乗り越える/克服する」という意味になります。似た意味の “You are getting better” という表現との違いとしては，“You are making it” には「乗り越える」「励ます」ニュアンスが含まれることです。

・ぱっと見だと意味が取りにくい表現ですが，手術・治療がうまくいくか，あるいは病状がよくなっているのかどうか不安な患者さんに対し，「乗り越えられる（手術などが成功し快方に向かっている）」ということを伝えて励ますときに使える表現です。非常に簡潔で発音も簡単なので，使いやすいでしょう。

・ちなみにこの表現に，「両手の親指を立てるジェスチャー＝“Thumbs up”」を付けるとさらに励ますトーンが高まります。医療者である皆さんからの励ましは，想像以上にポジティブな力を患者さんに与えますよ。

## 会話 49「最悪の場合」

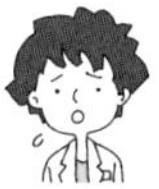

最悪の場合，お亡くなりになることもありえます

In the worst case scenario, **he would not survive.**

326 ▶

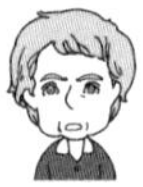

わかりました

**I understand.**

**▼ほかにもこんな使い方**

327 ▶ **例 1）** 最悪の場合，検査まであと３時間待たなくてはいけません

- In the worst case scenario, **you have to wait 3 more hours to be tested.**

328 ▶ **例 2）** 最悪の事態に備えておかなくてはいけません

- **We have to prepare for the** worst case scenario.

～米国医療の現場から～

・"In the worst case scenario"（最悪の場合は）という表現は医療現場に限らず使えるものですが，医療現場においてはとくにリスクや予後の説明をするときに有用です。

・治療がいつも上手くいけばよいのですが，残念ながら見通しがよくないこともあります。そのような時に，「最悪の場合」を想定した話をしておくことが非常に大切です。

・医師にとっても，患者さんや家族にとっても大変なコミュニケーションとなりますが，これも医師と患者間の信頼関係を築くために必要な過程でしょう。伝えにくい内容の前に"In the worst case scenario"を挟むことで，聞き手に心の準備をさせることができますので，そのような場面で使ってみてください。

**ここがリアル！**

医療従事者が重大な診断や病気の告知，深刻な検査結果などを患者や家族に伝える際に使用するテクニックとしてSPIKESという手法がありますので覚えておくとよいでしょう（詳細は成書に譲ります）。

- S（Setting）：適切な環境を整え，患者や家族が心理的にリラックスできるよう配慮する。
- P（Perception）：患者の病状についての理解を確認する。
- I（Invitation）：患者に告知をすることを事前に伝えて，同意を得る。どの程度情報を知りたいのかを確認する。
- K（Knowledge）：重要な情報，専門用語や関連する治療法について簡潔な言葉を用いて説明する。
- E（Empathy）：患者の感情，反応を理解し，適切な支援や共感を示す。
- S（Strategy and summary）：患者と家族に今後の治療計画やこれからの予定について説明し，これまで話したことのまとめをする。質問があればそれに答える。

# Part 2
# 病棟・医局で

## 5 入院患者さん・家族

**ここがリアル！**

入院患者さんに対する診療時のコミュニケーションは，日本のそれとあまり変わりはないかもしれません。フォローアップの患者さんであれば，“Good morning, Mr. Smith. How are you feeling?” と挨拶とともに体調の変化を確認します。

細かいところではありますが，こまめに名前を呼んで声かけをすることが大切です。事前に “How would you like to be addressed?” と，どんな名前で呼ばれるのを好むのかを確認しておくといいでしょう。日本語では基本的に「山田さん」と苗字で呼ばれるのが多いと思いますが，米国では first name で呼ぶことも珍しくありません。

主語を欠きやすい日本語とは異なり，英語では主語に I や You などをとる文章が基本になりますが，チーム医療がより意識されるため，I ではなく，We を用いられる傾向にあることは頭に入れておくといいかもしれません。“We are going to run a few additional blood tests today.” といった具合です。

329 ▶ 「本日，担当をします」

**- I’ll be taking care of you today.**

330 ▶ 「今日の体調はどうですか」

**- How are you feeling today?**

331 ▶ 「食欲はいかがですか」

**- How’s your appetite?**

332 ▶ 「バランスをとらなくてはいけません」

**- It is a balancing act.**

333 ▶ 「よりよい 1 日にするのにお手伝いできることはありますか」

**- How can we help make your day better?**

「娘さん/息子さんに電話をして情報提供してもいいですか」 334

**- Can I call your daughter/son to update her/him?**

「少々お待ちいただけますか」 335

**- Could you please hold on one second?**

「私たちもついていますよ」 336

**- We are in this together.**

## 会話 50「安心してください」

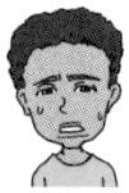

明日の手術のことが心配です

I'm worried about the surgery tomorrow.

337

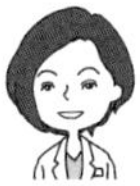

怖いですよね，でも安心して任せてください

I know it seems scary, but you're in good hands.

### ▼ほかにもこんな使い方

例 1）ジョーンズ先生は経験が豊富なんですよ。安心してください 338

- Dr. Jones is an experienced surgeon. You are in good hands.

例 2）私はスミス先生を信頼しています。彼になら父を任せられます 339

- I trust Dr. Smith. My dad is in good hands.

### ～米国医療の現場から～

・“hand”を使ったイディオムとして，“at hand”（“available”と同義），“on the other hand”（他方で）など，いくつかよく用いられる表現がありますが，医療現場での患者とのコミュニケーションで最もよく用いられるのは，この“in good hands”かもしれません。

・直訳すると，「あなたは良い手の中にある」となりますが，その「手」は，経験豊富な外科医の手を想像するといいかもしれません。“in good hands”という慣用句は「スキルのある人，経験のある人のケアを受けている」「良いケアを受けている」という意味合いで用いられます。経験豊富で腕の確かな外科医の手にかかれば，手術を安心して任せられますよね。

・また，上の会話で出てくるように，患者が不安を訴えているときなどに，「私たちがついていますよ，安心して任せてください」と伝える際にも使える表現です。

・医療現場に限らず，あらゆる分野で高度な技術をもつ人について話す際に使える表現ですので，ぜひ覚えてください。

## 会話 51「うまくいくよう祈りましょう」

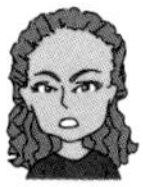

夫に何か悪いことが起こるのではないかと心配です

**I'm worried that something bad will happen to my husband.**

340

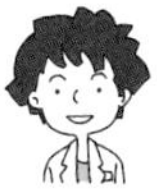

彼は強い人です。うまくいくよう祈りましょう

**He is a strong person, but let's** keep our fingers crossed**.**

### ▼ほかにもこんな使い方

**例 1)** いいアウトカムが出るように祈りましょう 341

**- Let's** keep our fingers crossed **and hope for a good outcome.**

**例 2)** 治療がうまくいくよう願っています 342

**- I'm** keeping my fingers crossed **that the treatment will go well.**

～米国医療の現場から～

・"fingers crossed" は，直訳すれば「指を交差させる」という意味です。"Let's keep our fingers crossed" も，直訳すれば「私たちの指を交差させ続けましょう」となりますが，これではよく意味がわかりませんね。

・「指（人差し指と中指）を交差させる」という仕草は，日本ではあまりなじみのないものですが，西洋文化では十字架を象徴するもので，「悪運から守る」という意味をもちます。"keep one's fingers crossed" という表現は，それがそのままイディオムとして定着したもので，「うまくいくように祈る」という意味になります。

・医療現場では，手術前や大切な治療の前に，医師や家族から患者さんへの声掛けとしてよく使われるフレーズです。また，日常生活やメールの中などでもよく用いられる表現で，大切な試験や大仕事を控えている相手に対して「うまくいきますように」という気持ちを込めて使われます。他の表現としては，“wish one luck”や“hope for the best”などとも言い換えることができますので，併せて覚えておきましょう。

### ここがリアル！

目の前の患者さんがなんらかの感情表現をした際には，共感を示すことが大切です。そんな時に使える表現が以下の“NURSE statement”です。それぞれ頭文字をとった略語ですが，これらの言葉を頭に叩き込み，会話の合間合間に効果的に使うことで，より患者さんに寄り添い，信頼を得ることに役立ちます（https://www.vitaltalk.org/参照）。

・N：Naming（患者の感情を言語化する）

**- This must be overwhelming.**
（さぞおつらいことと思います）

**- You seem upset.**
（動揺された/驚かれたことでしょう）

・U：Understanding（理解を示す）

**- I can’t imagine how hard this has been.**
（どれほど大変だったか，想像もできません）

**- You have been going through a lot.**
（実に大変だったでしょうね）

・R：Respecting（敬意を示す）

**- I can see how hard you have been working to stay healthy.**
（健康を維持するためにどれほど努力されてきたかわかります）

**- I can see that you are an amazing advocate for your father.**
（お父様を支えるために尽くしてこられたのですね）

・S：Supporting（寄り添う気持ちを示す）
- **I will make sure you have all you need.**
（必要なものはすべてご用意できるようにします）

- **We will be here for you.**
（ここにいます）

・E：Explore（よりよい理解のために深く探る）
- **Please tell me more.**
（もっとお話をきかせてもらえますか）

- **Could you say more about what you mean when you say…**
（…と仰いましたが，もう少し詳しく教えていただけますか）

## 会話 52「手術は成功です」

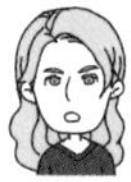

河野先生，私の手術はうまくいきましたか
**So... Dr. Kawano, how did my surgery go?**

343

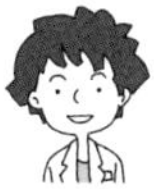

うまくいきましたよ。問題はありません
**Your surgery went well. There were no issues.**

**▼ほかにもこんな使い方**

例 1）昨日の手術はうまくいったよ。運が良かったんだと思う 344

- **The surgery went well yesterday. I guess I was really lucky.**

例 2）大変な経験をされましたね。でも，手術は成功しました。何も心配することはないですよ 345

- **I know you have been through a lot, but your surgery went well. There is nothing to worry about.**

### ～米国医療の現場から～

・“Your surgery went well.” は，外科系の現場で手術が成功したときに使われる表現です。手術が終わって患者さんが目覚めたときに，こう話しかけると安心してもらえます。「手術は成功しましたよ」という，ドラマでよく見る日本語表現の英語版だと思えばイメージがつかみやすいでしょう。非常にシンプルな表現ですが，知らないと使えないフレーズの１つです。手術に限らず，物事がうまくいったときにそれを主語にして使えるので，どんどん使ってみましょう。

・この表現を過去形で使うときには，“went well” の部分で “w” の音が２連続しますので，はっきりと発音することを心掛けてくださいね。

・ちなみに，あいさつの表現として “How is it going?” というものがありますが，これに対しても今回の表現と同じように，“go” と “well” を使って “(It is) going well.” と返すのが定番です。“I am good.” でも間違いではありませんが，あいさつの表現も使い分けることで英語の幅を広げて楽しみましょう！

346 ▶ 「それは難しい選択でした」

**- It was a tough call.**

347 ▶ 「昨晩は大変だったと聞きました」

**- I heard you had a hard time last night.**

348 ▶ 「まだ痛みはありますか」

**- Are you still having pain?**

## 会話 53「傷を見せて」

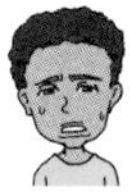

感染症が心配なのですが…

**I am concerned about infection.** 349

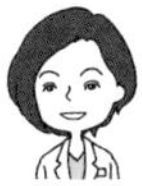

わかりました，傷を見せてください

**Okay.** Let me take a peek **at the incision.**

### ▼ほかにもこんな使い方

例 1）おはようございます。傷を見せていただけますか 350

- **Good morning.** Let me take a peek **at the incision.**

例 2）さっと傷を見せてください 351

- Let me take a peek **at the incision real quick.**

～米国医療の現場から～

・“Let me take a look”（見せてください）はよく知られている表現ですが，その変形として “peek” を使った表現です。“peek” は「ちらっと見る」という意味の動詞なので，“look” を使ったときよりも「短時間でさっと見る」というニュアンスになります。

・また，手術創など，衣服に覆われている場所にある傷を見るときにも “peek” を使うことで「覗き込む」ニュアンスが出ます。よく使われる場面としては，朝回診のときに患者さんと話をした後で “Let me take a peek at the incision.” と言いながら，素早く傷をチェックする，というのが代表的です。

・カジュアルなので患者さんにあまりプレッシャーを与えることなく傷の診察に移ることができ，非常に便利な表現です。ぜひ皆さんも使ってみてくださいね。

## 会話 54「…する気分」

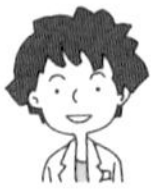

廊下を歩いてみますか

**Do you want to walk in the hallway?**

352 ▶

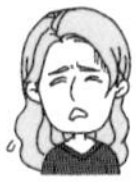

いいえ，今日はそんな気分ではありません

**No, I don’t** feel up to **it today.**

### ▼ほかにもこんな使い方

353 ▶ **例 1）**もしよければ，今日退院でもいいと思います

- **I think you can go home today if you** feel up to **it.**

354 ▶ **例 2）**息苦しい感じがします。今日は外に出たくないです

- **My breathing feels heavy. I do not** feel up to **going out today.**

〜米国医療の現場から〜

・“feel up to ...”は「…をやれそうに思う」といった意味の表現で，一般的には否定形や if を伴う条件文の中で使われます。“want to ...”（…したい）に似ていますが，「…をする気分だ」という，より感情に寄り添った希望を表す表現です。

・臨床の場面では，医学的にはどちらでもよい選択肢を提示する時や，何かを提案する時に“if you feel up to ...”（…したければ）と付けることで患者さん側に決めてもらうことができます。強制力が弱いので，さまざまな場面で使いやすい表現です。友人同士の会話でも，何かを控えめに誘うときなどにも使えますので，ぜひ使ってみてください。

## 会話 55「便通」

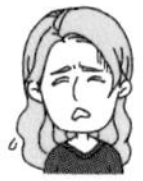

手術後，まだ便通がありません

I have not had a bowel movement since surgery.

◀ 355

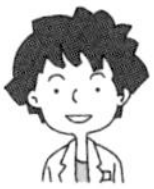

わかりました，お薬を出しておきますね

I see. Let me give you some medications for that.

### ▼ほかにもこんな使い方

例 1）全体的には調子はいいのですが，まだ便通がありません ◀ 356

- Overall everything is good, but I have not had a bowel movement.

例 2）お通じはありましたか ◀ 357

- Have you had a bowel movement?

〜米国医療の現場から〜

・医療現場特有の会話の 1 つに，「便通」に関するものがあります。日常会話では基本的に出てくることの少ない話題ですので，とっさには出てきにくい表現だと思います。

・“have a bowel movement” で，「便通がある」という意味になります。婉曲的な表現ですが，とくに外科系の病棟では非常によく使われます。

・ポイントは「過去分詞のほうが一般的である」ということです。“Did you have a bowel movement?” でも似た意味になりますが，過去形では「過去のある一時点」という基準点が含まれません。過去分詞を使うことよって，暗に「手術から現在」という時間範囲を限定しているのです。

・また，皆さんもご存じの通り，英語には“poo(p)”，“shit”，“crap”など，直接的に「便」を表す言葉がありますが，これらの表現はプロフェッショナルな場面においては不適切で，使うべきではありません。英語にも TPO がありますので，ぜひそのあたりにも気を遣いながら，英語を上達させましょう。

358 ▶ 「家に帰る（退院の）準備はできていますか」

**- Are you ready to go home?**

359 ▶ 「まだ退院するには安全ではありません」

**- It's not safe for you to go home yet.**

360 ▶ 「お気持ちお察しします」

**- I hear you.**

361 ▶ 「どんな心配事や質問がありますか」

**- What questions or concerns do you have?**

362 ▶ 「検査結果は安心ですね」

**- The results are reassuring.**

# 6 同僚とのやりとり

「週末はどうでしたか」 363

**- How was your weekend?**

「当直/夜勤明けです」 364

**- I am post-call.**

「昨夜当直に呼ばれてしまいました」 365

**- I was called in last night.**

「彼は昨日仕事を休みました」 366

**- He called out yesterday.**

## 会話 56「体調が悪い」

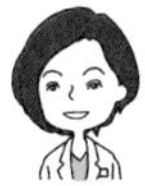

今日の体調はどうですか

How are you feeling today?

367

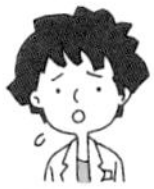

今日は体調が悪いです

I'm feeling under the weather today.

**▼ほかにもこんな使い方**

例 1) 彼は今日，少し体調が悪そうだ 368

- He seems a bit under the weather today.

例 2) ここ数週間，体調が優れないです 369

- I've been feeling under the weather for a couple of weeks.

〜米国医療の現場から〜

・“under the weather”は「体調が優れない」という意味のイディオムです。睡眠不足，二日酔い，おなかを壊している，などちょっとした体調不良のときに使用する表現で，重い病気に対して使うことは少なく，大きな問題にならないほどの具合の悪さを表します。

・患者さんから聞くこともありますが，医師同士や友人との会話でもしばしば登場する表現です。由来は諸説ありますが，一説では，「天気の悪い日には船乗りが船酔いするため，悪天候を避けるためにデッキの下に行って休んだことから来ている」といわれています。

・ほかの表現としては，“sick/ill”などがあります。日本人には聞き慣れない表現としては“I'm in bad shape”という表現も使います。shapeは「形」以外にも「健康状態や調子」を意味しますので，“in bad shape”は「体調不良」という意味になります。

370 ▶ 「ちょっとお昼にいってきます」

**- I'm going to grab lunch.**

371 ▶ 「週末は勤務予定ですか」

**- Are you on this weekend?**

372 ▶ 「ちょっと話せる時間ありますか」

**- Do you have a moment?**

373 ▶ 「担当患者の引き継ぎをお願いしてもいいですか」

**- Can I sign out to you?**

## 会話 57「方針の確認」

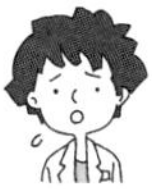

朝の回診中に大事なことを聞き逃した気がします

**I feel like I missed something critical during my morning rounds.**

374

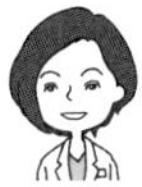

わかりました，それでは全患者の方針を確認しましょう

**OK, then let's** run the list**.**

### ▼ほかにもこんな使い方

例 1）方針が一致しているか確認するために，各患者のやるべきことを順番に見ていきましょう 375

**- Let's** run the list **to make sure that we are on the same page.**

例 2）みんな，午後３時に集まって，問題がないか患者リストを確認しよう 376

**- Guys, we'll meet at 3 pm and** run the list **for any problems.**

～米国医療の現場から～

・今回紹介する“run the list”とは医療の世界での独特の表現です。知っていれば決して難しくはない表現ですが，知らないと何を言っているのかさっぱり…，かもしれません。

・ここでいう“the list”とは「全患者のリスト」のことです。たとえば，あなたのその日の受け持ち患者が 10 人いるとしたら，その 10 人が掲載されたリストです。

・“run” は，皆さんご存じの「走る」を意味する動詞ですが，ここでは「リストを確認していく」といった意味になります。イメージとしては，「日々の入院診療の中，忙しい時間の合間に患者リストを上から順番に走り抜けていく」ような感じです。

・指導医が研修医に対し，あるいは後期研修医が自分の下に付いている初期研修医に対して “Let’s run the list.” と言った場合，患者リストを上から順番に見ながら，各患者の治療方針や to do リストを確認し，抜けがないか，あればそれを付け足していく作業を行います。

具体的には…

研修医：「A さんには，今日は 6 時間おきに生化学検査をとって，Na をフォローします」

指導医：「あと，尿検査も忘れないでね」

といったようなやりとりを順番にしていきます。忙しい日ほど “run the list” が大切になるので，まさに「走る」感覚でテンポよく会話していくのがポイントです。

## 会話 58「方針が一致している」

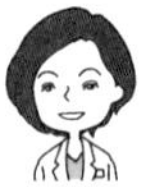

お互いに関わる患者たちについて話し合う時間はありますか

**Do you have a minute to discuss our shared patients?**

377 ▶

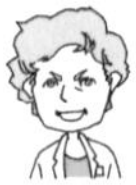

はい，同じ方針であることを確認するために話しましょう

**Yes, let’s talk to make sure that we are on the same page.**

### ▼ほかにもこんな使い方

例 1）先に進む前に，皆が共通認識をもっておく必要があります ◀ 378

- Everyone should be on the same page before we move on.

例 2）私の考えは，あなたと一致していますか ◀ 379

- Are we on the same page?

～米国医療の現場から～

・“be on the same page” というのは，本の「同じページを見ている」という表現に由来しています。「友人と，同じ本の同じページを見ながら話をしている」シーンを想像してみてください。本の同じページを見て話をしているのであれば，同じ物事について考えている＝同じ方向を見ている，といえそうです。反対に，違うページを見ていれば，きっと自分とは異なることを考えるでしょう。このことから派生して，“be on the same page” は「共通認識をもっている」「同じ方針で考えている」という意味になります。

・今回の会話例は，主治医とコンサルタントが「治療方針にずれがないか」「同じ見解で考えているか」を確認するために話し合おうという場面です。
別の表現としては，“think in a similar way”，“have the same understanding” というような言い方もできますが，“be on the same page” をさらりと使えれば，より「こなれた英語」になるでしょう。

・医療者として，現場のコミュニケーションを円滑に進めるために大切な表現ですので，ぜひ身に付けてください。きっと，英語表現の新たな 1 ページが開けると思います。

## 会話 59「私ならこうする」

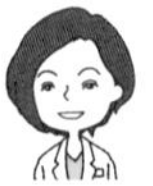

この症例で，次のステップとして何が最善だと思いますか

**What do you think the best next step in this case is?**

380 ▶

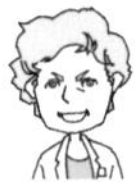

私なら，腹部 CT をオーダーします

I would **order an abdominal CT.**

**▼ほかにもこんな使い方**

381 ▶ **例 1）** 私なら，経験的な抗菌薬治療を開始します

**-** I would **start empiric antibiotics.**

382 ▶ **例 2）** あなたなら，どの薬を選択しますか

**- What medication** would you **choose?**

～米国医療の現場から～

・これは「私なら」「あなたなら」という仮定法を用いた表現です。「仮定法」というと，“if”を使うイメージかもしれませんが，日常会話では，“if”を使わずに仮定法が使われることがよくあります。“I would order an abdominal CT.”という文頭の文章の前に，“If I were you”（もし私があなたなら）が省略されている，と考えるとわかりやすいかもしれません。結果として，「私なら，腹部 CT をオーダーします」という意味になります。

・ここで注意が必要なのは，“I will do it.”と“I would do it.”では，「音は似ていても，意味は大きく異なる」ということです。たとえば，指導医との会話で，指導医が“I will do it.”と言った場合，それをやるのは指導医であり，下級医は指導医に任せておけばよい状況です。

・一方で，指導医が “I would do it.” と言ったのであれば，指導医は「私なら，それをやる」と言っているだけで実際に指導医がやるわけではなく，上下関係の中での発言であれば，少し丁寧に「それをやってください」と言っている，つまり命令に近いニュアンスなのです。

・実は私も渡米したばかりの頃に，この聞き間違いをしたことがあります。指導医が “I would order ...” と言っていたのを “I will order ...” と勘違いして，「指導医がやってくれるのか」と思い込んでいたら，後で，「やっておいてと言ったのに，なんでオーダーしていないの？」と怒られたのです。その時，“I would ...” の恐ろしさを知りました。一語の違いで意味が 180 度変わってしまうのです。

・“if” が登場しない仮定法，聞き間違いをすると非常に大きく意味が変わってしまうので，ぜひ注意して聞くようにしてください。

## 会話 60「因果関係」

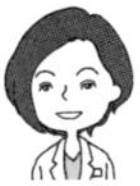

この新しい研究によると，この薬剤で，より多くの患者さんの血圧が改善すると示されています

**According to this new study, more patients had improved blood pressure on this drug.**

◀ 383

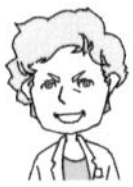

薬剤による相関関係が示されても，因果関係があるとはいえないね。その研究では交絡因子があるかもしれないから

**Well, correlation is not causation. The results might have been confounded by other factors.**

▼**ほかにもこんな使い方**

384 ▶ 例 1）有意な相関関係があることは，有意な因果関係があることを意味しない

- **A significant** correlation **does not mean significant causation.**

385 ▶ 例 2）A と B との間には相関があることは知っているけれど，因果関係はまだ確立されていない

- **I know there is** correlation **between A and B, but causation is not established yet.**

〜米国医療の現場から〜

・“correlation is not causation”は，よく引用される有名なフレーズです。“correlation”（コリレーション）は「相関関係」を意味します。同じ意味で使われる，“association”のほうが医学文献などではより一般的かもしれませんが，先述のフレーズでは語呂を合わせるために“correlation”を使います。

・一方で“causation”（コーゼイション）は「因果関係」を意味し，「原因」という意味でよく目にする“cause”に関連する名詞です。専門家同士での議論で頻用される表現ですが，コロナ禍で臨床試験の結果が広く議論される機会が増えたので，一般人向けのニュースでも耳にするようになりました。
このフレーズとセットで，“confound”（交絡する），“confounder”（交絡因子）という単語も覚えておくと便利です。

386 ▶ 「私が間違っていたら訂正してください」

**- Correct me if I’m wrong.**

387 ▶ 「循環器内科も関わっています」

**- Cardiology is on board.**

「ヘパリンの点滴を開始してもらえますか」 388

**- Can you start a heparin drip?**

「臨機応変にやろう」 389

**- Let's play it by ear.**

「すぐ行きます」 390

**- I'm on my way.**

### ここがリアル！

渡米して間もない頃，転倒で来院した患者さんに意識消失の有無を聞くために，"Did you pass out?" と言いたいところを "Did you pass away?" と言ってしまい，患者さんとその家族に驚かれたことがありました。

pass out と pass away は似たように聞こえるフレーズですが "pass out" は「気を失う，気絶する」，"pass away" は「亡くなる，死亡する」という意味になります。患者さんからすれば「あなたは亡くなりましたか？」と聞かれているわけで，驚くのも当然です。

本書の執筆メンバーにこのエピソードを話したところ，同じ間違いをした経験のある先生が他にも 3 人いました。away と out は似たようなイメージの副詞で間違えやすいですが，熟語になると意味が大きく異なるため，皆さんも気をつけてください。

## 会話 61「さっと見てくる」

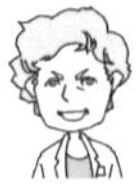

入院患者さんが病棟に上がってきたみたいです

**Looks like our new patient just came up to the floor.**

391 ▶

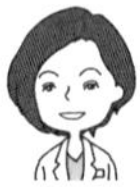

患者さんの様子をさっと見てきてもらっていいですか

**Can you please** eyeball **the patient?**

### ▼ほかにもこんな使い方

392 ▶ **例 1）** バイタルモニターが鳴っていますね，ちょっと患者さんを見てきます

**- The vital monitor is beeping. I will** eyeball **the patient.**

393 ▶ **例 2）** 救急外来の患者さんがしばらく待っているみたいですけど，患者さんの様子は確認しましたか

**- A patient at the ED has been waiting for a while. Have you** eyeballed **her?**

～米国医療の現場から～

・“eyeball” といえば真っ先に「眼球」という訳語が思い浮かぶかと思いますが，実は動詞としても使用できるのを知っていましたか？　辞書によると，“eyeball” を動詞として使う場合は，“look at someone or something directly and carefully”（人やモノを直接，注意深く見る）という意味になります。

・実際，私も米国の医療現場で耳にする機会が多いために知った単語ですが，具体的には患者さんの様子を確認する

際に使われます。患者さんの全身しっかり診察する際の「診る」というよりは，まさしく目（eyeball）で「患者さんの全体の状態に変化がないかを確認する・見る」ような際に使用されます。主に医療現場で使われる独特な表現なので，日常生活で聞くことはあまりないかもしれません。

・入院患者さん，救急外来の患者さん，術後の患者さんなど，しっかり診察するまではしなくても，直接医師や看護師の目で患者さんの様子を確認する機会は多くあります。「患者さんを見てきたけど変わりなさそう」と言いたい際に，“I just eyeballed him. He looks fine.”のように，さらりと言えるようになるとスマートですね。

## 会話 62「また連絡します」

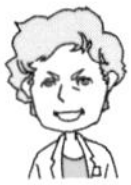

私たちの患者を診てくれてありがとうございます

**Thank you for seeing our patient.**

394

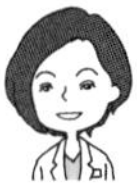

もちろんです。あとでまた連絡しますね

**Anytime. I'll touch base with you later.**

### ▼ほかにもこんな使い方

**例 1）** 虚血の可能性は低いと思いますが，もう少し症例の詳細を見てからまた連絡します 395

**- I believe ischemia is unlikely, but I will dig into the case and touch base with you later.**

**例 2）** 私たちのプロジェクトについて今日話し合いましょう 396

**- Let's touch base on our project today.**

～米国医療の現場から～

・“I'll touch base with you later.” は，英語圏で働いたことのない方にはあまりなじみのない表現かもしれません。意味は “I'll contact you.” と同じで，「また連絡するよ」といった意味です。しかし，“contact”では味気がないので，ちょっとスパイスの効いたこの表現が頻繁に用いられるのでしょう。
“base” は野球の「ベース」がその由来となっているようです。野球の世界でベースに触れていればセーフ（＝安心），という意味から派生して，さまざまな意味で「アウト」にならないように「連絡を取り合う」という意味の慣用句となったようです。

・この “touch base” は単なる「連絡する」ではなく，「何か共通の課題やプロジェクトがある際に連絡を取る」というニュアンスで用いられます。米国の病院で研修医として働いていると，たとえば指導医から「あの症例についてあとでまた話そう，いろいろ調べてまた伝えるよ」といった状況で，よくこの “I'll touch base with you.” と声を掛けられます。

・臨床現場に限らず，とても使いやすい表現なので，ぜひ身に付けてください。英語表現で 1 つ先の “塁” を狙えるかもしれません。

## 会話 63「検査を早める」

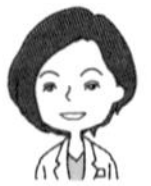

彼女の CT 検査を早めたいのですが
**I would like to expedite her CT scan.**

397 ▶

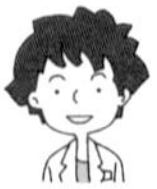

わかりました。今から彼女を呼びます
**Okay. I will call her right now.**

▼ほかにもこんな使い方

例 1） 今日中に退院できるように，あなたの頭部 MRI 検査を早めます 398

- I will expedite your brain MRI so that you can go home today.

例 2） 彼の心エコーを早めてもらえますか 399

- Could you expedite his echo?

～米国医療の現場から～

“expedite” は馴染みのない英単語かもしれませんが，「促進する」「時間のかかるものを早める」という意味で，「エクスパダイト」と発音します。
医療現場では，CT や MRI，エコーなど，待ち時間が長い画像検査を早めたい状況でよく使われる単語で，“expedite”＋検査名で「…の検査を早めたい」という意味になります。同義語としては “speed up” などがあります。

## 会話 64「ちなみに」

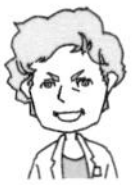

ちなみに，この患者さんの息子は循環器内科医です

Just FYI, this patient’s son is a cardiologist.

400

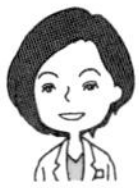

情報ありがとう

Thanks for the info.

**▼ほかにもこんな使い方**

401 ▶ **例 1）** ちなみに，昨日あなたの患者さんが２回電話してきました

- Just FYI**, your patient called me twice yesterday.**

402 ▶ **例 2）** ちなみに，私もボストン出身です

- Just FYI**, I am from Boston too.**

～米国医療の現場から～

・“Just FYI,” この短い表現は頻繁に使われます。少しくだけた表現なので私の周りでは医療従事者同士で使われることが多い印象です。“For Your Information” の略で “FYI”，発音はそのまま「エフワイアイ」です。

・意味としては，「ちなみに」という日本語が近いです。相手にとって有益な情報や，共有したい情報を伝える際に文頭に付けることで相手の注意を引くことができます。どちらかというと，「非常に重要な情報」というよりは，「本題に付加する豆知識的な情報」に対して使われます。日常会話でも，病院内でも，使い方をマスターすればとても便利な表現ですので，ぜひ使ってみてください。

## 会話 65「事前の情報」

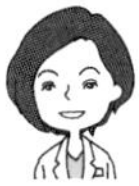

スミスさんを救急外来に送ったので，知らせておくね

**I just want to let you know that Mr. Smith was sent to the emergency room.**

403

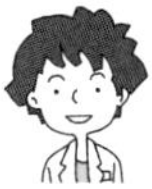

事前に教えてくれてありがとう

**Thank you for the heads-up.**

**▼ほかにもこんな使い方**

例 1）あらかじめ知らせておきますが，次の患者さんは 30 分後に来ます 404

- **I want to give you a heads-up that the next patient is coming in 30 minutes.**

例 2）一応お伝えしておくと，私は来週休暇をいただいています 405

- **This is just a heads-up that I will be on vacation next week.**

～米国医療の現場から～

・“heads-up” という表現は，直訳すれば「頭を上げること」という意味です。「目の前に下を向いている人がいるシーン」を想像してみてください。下を向いたままで何かを伝えることは難しいですが，その人の顔を上げれば，メッセージや忠告を伝えることができますよね。そこから転じて，「あらかじめ伝えておく」「事前に知らせておく」といった意味合いで用いられる表現です。あるいは「注意喚起」や「忠告」というような意味合いにもなります。

・ここで用いられる“heads-up”は名詞なので，（慣習的に head は複数形をとっているものの）厳密には“a”や“the”などの冠詞を頭に付ける必要があります。動詞の“give”と相性がよく，“give you/him/her/them a heads-up”で「事前に知らせる」という意味合いになります。

・この“heads-up”は日常会話だけでなく，メール上のコミュニケーションでもよく見られます。友人や同僚が事前に何かを知らせてくれた時に，“Thank you for the heads-up!”と返事をすると小慣れた感じになりますので，ぜひ活用してください。なお，“Heads up!”とだけ言うと“Watch out!”のような「危ない！」「気をつけて！」と言う意味の動詞になりますので，そこは注意してください。

## 会話 66「…の代わり」

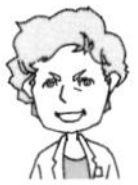

今週末，私の患者さんを代わりに診てくれませんか

**Could you please cover my patients this weekend?**

406 ▶

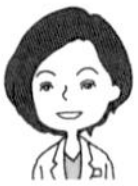

もちろん，引き受けますよ

**Sure, I can deal with them.**

## ▼ほかにもこんな使い方

例1）グリーン先生の代わりに検査結果を説明します ◀ 407

- I'm going to explain the test result on behalf of Dr. Green.

例2）イブプロフェンの代わりにパラセタモールを内服しても構いません ◀ 408

- You can take paracetamol instead of ibuprofen.

～米国医療の現場から～

・日本語の「代わりに…する」に当たる表現は英語では複数あり，それぞれ少しずつニュアンスが異なります。

・日本語でも仕事などを「カバーする」という言い方はよく使われますが，英語でも同様に，"cover" は「代わりに」引き受けるといった意味があります。「何かの代わりに」もしくは「自分の代わりに」という意味をより強めたい場合には "instead of ..." または "on behalf of" や "on one's behalf" といった表現が使われます。

・また，"instead of ..." では，痛み止めとしてのパラセタモールかイブプロフェンかといった「代わったものも同等である」という印象をもたらすのに対し，"on behalf of" または "on one's behalf" では，「元の何かに代わって "代表して" 対応する」といったニュアンスが加わります。たとえば，"I cannot attend the conference, so my colleague will give a presentation on my behalf."（私は学会に参加できないので，私の同僚が代わりにプレゼンを行います）といった使い方をします。

## 会話 67「慎重に観察する」

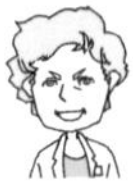

ヘモグロビンが低下傾向です。血圧を見ておいてもらえますか

**His hemoglobin is downtrending. Could you monitor his blood pressure?**

409 ▶

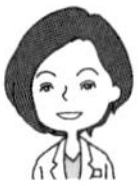

わかりました。バイタルサインを慎重に観察しておきますね

**Sure, I will** keep a close eye on **his vital signs.**

### ▼ほかにもこんな使い方

410 ▶ **例 1）** あの患者さんは慎重に観察しないといけないですね

**- We must** keep a careful eye on **that patient.**

411 ▶ **例 2）** 体重がかなり増えていますね。食べているものに気を配るようにしましょう

**- You’ve put on a lot of weight. You need to** keep an eye on **what you eat.**

～米国医療の現場から～

・“keep an eye on ...” は「…を注意して見ておく」「…から目を離さないようにする」といった意味合いのある表現で，医療機関でもよく用いられる表現の一つです。

・たとえば，バイタルサインや病状の不安定な患者さんがいるときには，医療チーム内で「慎重に観察しましょう」というコミュニケーションが取られるでしょうが，そんな時にピッタリの表現です。“monitor” や “watch” などの単語にも置き換えは可能ですが，より「注意深く」というニュアンスが含まれるので，好まれて用いられます。

・さらに，その注意深さを重ねて強調したい時には，“eye”の前に“close”（慎重な）を付けて“keep a close eye”としたり，“careful”（注意深い）を付けて“keep a careful eye”としたりします。こうすることで，さらに念入りに観察しなければならない，というニュアンスが出ます。これらの場合，冠詞の“an”が“a”に変わることにも注意してください。

## 会話 68「経口摂取」

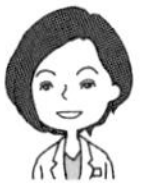

この患者さんは，経口摂取がしっかりできています

**The patient is tolerating oral intake very well.**

412

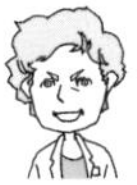

いいですね。それでは，来週退院の予定としましょう

**Okay, then let’s plan to discharge him next week.**

**▼ほかにもこんな使い方**

**例 1）** ペースト食が摂取できているので，食上げします 413

- **I will advance his diet because he is tolerating a puree diet.**

**例 2）** 経口摂取ができていないので，いったん絶食にしておきましょう 414

- **Let’s make her NPO（nil per os/nothing by mouth）for now as she is not tolerating PO.**

～米国医療の現場から～

・「経口摂取ができている」を直訳しようとすると，“The patient can eat ...”というようなフレーズが思い浮かぶかもしれません。確かにそれでも意味は通じるでしょうが，医療現場では今回紹介した“tolerate”という動詞をよく用います。

・“tolerate”を使うことで，「これまで食事が摂れていなかった人」，あるいは「食事摂取が十分できるかどうかわからなかった人」が，「十分耐性がある」「十分にその力がある」ことを確認した，というニュアンスを出すことができます。

・“tolerate”という動詞は「耐える」という訳が充てられることが多く，知らないと咄嗟に使うのは難しいかもしれませんが，実はよく医療現場で用いられる言葉で，患者さんの回復過程に相性のいい動詞です。

・他にも，「可能な範囲で食上げをしてください」という場合に，“Please advance his diet as tolerated.”というフレーズを使うことがあります。“tolerate”を“as”と一緒に用いて“as tolerated”とすると「できる範囲で」「可能な範囲で」といった意味合いをもたせることができます。医師が看護師さんへの指示を出す場合などによく用いる表現ですので，これもあわせて覚えてしまいましょう（「会話67」も参照）。

## 会話 69「食上げ」

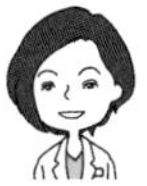

ブラウンさんは水分を問題なく飲めているようです

**Mr. Brown is tolerating well with a clear liquid diet.**

◀ 415

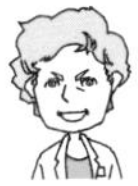

いいですね。水分からペースト食に食上げしましょう

**Great. Let's** advance his diet **from clear to a full liquid diet.**

### ▼ほかにもこんな使い方

**例 1）** 問題ない範囲で食上げしてください ◀ 416

- **Please** advance his diet **as tolerated.**

**例 2）** バリウム造影検査の結果が返ってくるまで，食上げはやめておきましょう ◀ 417

- **Let's hold off on** advancing his diet **until we get the barium swallow results.**

〜米国医療の現場から〜

・「食上げ」は，病院の中ではよく用いるものの，英会話スクールなどではなかなか出合うことのない表現だと思います。

・「食上げを行う」は "advance diet" と言いますので，丸ごと覚えてしまいましょう。また，流動食は "liquid diet"，軟菜食は "soft diet"，常食は "regular diet" と言います。"clear liquid" と "full liquid" の違いは，前者が水やスープ，後者がペースト食のようなものです。

・米国の病院では，三分粥，五分粥，全粥のような段階的に水分が減るお粥はありませんので，これに対応する英語はありません。ただし，普通のお粥は出す病院もあり，これは“congee”と呼ばれます。日本語の「漢字」に発音が近いので，渡米して間もないころ，「漢字？」と思わず聞き返してしまったことがありました。ちなみに「漢字」の英単語は“Chinese character”です。

・また，“advance diet”という表現と一緒に“as tolerated”という表現もよく用います。「耐えられる範囲で」という意味で，食上げだけでなく，安静度やリハビリテーションのオーダーの際にも用いられる表現ですので，併せて覚えておくとよいでしょう。

# 7 ミーティング（オンライン含む）

「こんにちは，日本から参加しています」 418

**- Hi, I am calling in from Japan.**

「私のスライドが見えていますか」 419

**- Can you see my slides?**

## 会話 70「お招きありがとう」

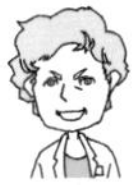

お会いできてよかったです

**It was a pleasure meeting you.**

420

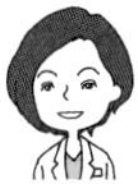

お招きいただきありがとうございます

**Thanks for having me.**

### ▼ほかにもこんな使い方

**例 1）** ご招待いただきありがとうございます 421

- Thank you for the invitation.

**例 2）** お時間いただき，ありがとうございます 422

- Thanks for your time.

～米国医療の現場から～

・面接や会議，またはパーティーの席などにおいて，招待してもらったことや会って話ができたことのお礼を伝えるときに使う表現です。そのほかにも “Thanks for inviting me/the invitation.” などと招待してくれたことに対して言うこともできます。

・会えたことにお礼を言う場合には，“I'm pleased/glad to meet you.” または “It was nice/lovely to meet you.”（お会いできてよかったです）などの表現が一般的です。これに対する簡単な返答は，“Likewise.”（私も〔お会いできて嬉しい〕です）。日本語では「“私も” 嬉しいと思っている」となりますが，“I'm pleased to meet you.” に対しては “Me too.”，“It was nice to meet you.” に対しては “You too.” という短縮形を使うことに注意してください。こちらは “It was nice to meet you, too.” の略です。

・ややこしいと感じたら，“I'm glad to meet you, too.”，“It was nice to see you, too!” と短縮形を避けて返答しましょう。

## 会話 71「音が途切れる」

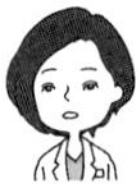

あなたの声が途切れ途切れです

**Your voice is breaking up.**

423 ▶

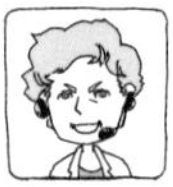

ごめんね，マイクを直させて

**Sorry. Let me fix my microphone.**

### ▼ほかにもこんな使い方

424 ▶ **例 1）** あなたの音声がちょっと途切れ途切れです

**- You are breaking up a bit.**

425 ▶ **例 2）** あなたの声がかなり途切れ途切れで，よく聞こえません

**- Your voice is breaking up a lot and I can't hear you well.**

～米国医療の現場から～

・“break up” は恋愛のシーンで恋人同士が別れてしまったときに使うフレーズとして記憶している人も多いかもしれません。その場合には，“We recently broke up.”（私たちは最近別れてしまった）なんていうふうに用いられます。しかし，ここではそういう意味ではなく，「音声が途切れ途切れである」ことを示すために用いられています。

・新型コロナのパンデミック以降，リモート会議が増えた人も多いでしょう。そんな折に，電波が悪くて相手の声が聞き取りにくい，なんていうシーンにも頻繁に遭遇します。そんなときによく用いる表現がこの“Your voice is breaking up.” です。このように表現することで，相手の音声が割れてしまっていることを伝えることができます。

・また，単に “You are breaking up.” と言うだけでも同じ意味で用いることができます。加えて，その後に “a lot” や “a bit” などを付けることにより，「ひどく」「ちょっと」というような音声の途切れ方の程度を示すこともできます。

・これらの表現は，リモート会議だけでなく，電話中などにも使うことができ，比較的登場頻度の高い表現です。これがうまく伝えられないと，話し相手はどんどん話を続けてしまい，コミュニケーションエラーのもとになります。“break up”，ぜひマスターしてくださいね。

「インターネットの接続が悪いかもしれません」 ◀ 426

**- I may have a problem with the connection.**

「音声をオフ/オンにしてもらえますか？」 ◀ 427

**- Could you mute/unmute yourself, please?**

「コメント欄にタイプして貰えますか」 ◀ 428

**- Could you type that in the chat box?**

429 「もう少しマイクに近づいて下さい」

**- Can you get closer to the microphone?**

430 「周囲が騒がしくてすいません」

**- Sorry for the noise in the background.**

431 「質問やコメントがあれば，いつでも私のプレゼンを遮って下さって結構です」

**- Please stop me anytime for questions or comments.**

432 「時間の都合上，質問は最後にしてください」

**- In the interest of time, please save your questions till the end.**

433 「ごめんなさい，次の会議のために午後３時に退出します」

**- Sorry, I need to jump off for another meeting at 3 pm.**

434 「会議の後で調べて，お伝えします」

**- I will find out and get back to you after this meeting.**

## 会話 72「一言いいですか」

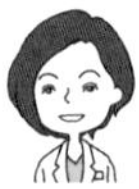

「（お話し中ですが）一言いいですか」

May I chime in?

435

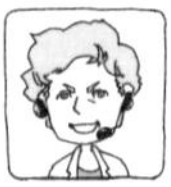

もちろんです！

Sure thing!

▼ほかにもこんな使い方

例 1）議論に加わってもいいですか？ 436

- May I chime in to the discussion?

例 2）彼女は自分の意見を付け加えた 437

- She chimed in with her opinion.

～米国医療の現場から～

・“chime in”の“chime”は音の通り「チャイム（鐘）」を意味する言葉です。しかし，ここでは“chime”に“in”が付いているので，「チャイムを鳴らして入り込む」という意味合いをもつことになります。ただし，ここでは入り込むのは家ではなく，会話や議論。そこから転じて，「会話に入り込む」，「口を挟む」などの意味合いで用いることができるフレーズになります。

・“interrupt”を用いて“interrupt a conversation”，あるいは“break”という動詞を用いて“break into a conversation”などと表現しても同じ意味になると思いますが，よりオシャレな表現と言えるかもしれません。たとえば，同僚の 2 人が熱心に話し込んでいるところに一言添えたいとき，この“May I chime in?”の一言を用いてコメントを挟むことができるでしょう。

・ぜひ英語圏の人とのオンライン会議の際に使用してみてください。使えるシーンが意外と多いことに気付くはずです。

# エピローグ

## 1日の終わり

438 ▶ 「今日はどうでしたか」

**- How was your day?**

439 ▶ 「今日は受診しない患者さんが何人かいました」

**- There were some no-shows today.**

**ここがリアル！**

“white cloud”という言葉をご存じでしょうか。一般的には，文字どおり「白い雲」という意味です。しかし，医療現場において“I'm a white cloud.”と言われたら，全く違った意味になります。辞書にも載っていないこちらのフレーズですが，医療従事者同士の会話で耳にする機会もあると思いますので，ぜひ覚えておきましょう。

**- I'm a “white cloud.”**
（私のときはあまり患者が多くありません）

“a white cloud”とは，「患者の少ない医者」という意味のスラングで，医療現場でよく使われる「ネイティブっぽい」技あり表現です。この場合の「患者が少ない」とは，医者自身の力量不足や不人気によるものではなく，「自分が当直の時はなぜか患者が少ないんだよね」といったときに使われるものです。

反対に，「自分が当直の日はなぜか緊急の入院患者が多い！」と言うときは“a black cloud”と言います。

**- I'm definitely a “black cloud.”**
（私のときは間違いなく患者が多いんです）

440 ▶ 「メモをとれるような申し送りの紙はありますか」

**- Do you have any handovers for me to take note of?**

441 ▶ 「今日の手技/手術はどうでしたか」

**- How did the procedures go today?**

「明日，特に気にかけておくべき患者さんはいますか」 442

**- Are there any patients who need special attention tomorrow?**

「そろそろ今日の仕事は終わりそうですか」 443

**- Are you almost done for the day?**

「いえ，まだまだですね」 444

**- No, I still have lots of work to do.**

「早く帰れるよう，何か手伝えることはありますか」 445

**- Is there anything I can do to help you get out sooner?**

「ええ，もう少しで終わります」 446

**- Yes, I am almost done.**

「それはよかった，何か手伝えることがあったら言ってくださいね！」 447

**- Great. Please let me know if there is anything I can do to help!**

「何か手伝えることはありますか」 448

**- Is there anything I can help with?**

「申し送り用紙はもう完成していますか」 449

**- Is your handout finished?**

「申し送りを始めましょう」 450

**- Let's get ready to sign out.**

**- Let's start signing out.**

「週末はどう過ごす予定ですか」 451

**- What are your plans for the weekend?**

452 ▶ 「今日はあなたと仕事ができてよかったです！」

**- It was nice working with you today!**

# 編著者紹介

## 編著者

**山田 悠史**（やまだ ゆうじ）

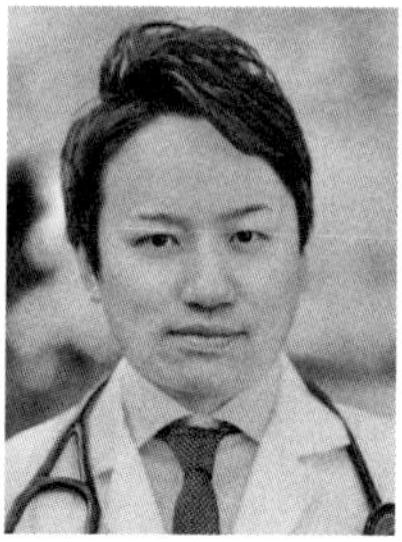

マウントサイナイ医科大学老年医学科アシスタント・プロフェッサー/Medical English Hub（めどはぶ）代表

2008年慶應義塾大学医学部卒業。東京医科歯科大学医学部附属病院初期研修などを経て，2015年からマウントサイナイ大学ベスイスラエル病院内科レジデント，2020年からマウントサイナイ大学老年医学科フェロー，2022年から現職。

日本総合内科専門医，米国内科専門医，米国老年医学専門医などの資格を有する。

日本国内では，NewsPicksやフジテレビ系列ライブニュースαの公式コメンテーター，ポッドキャスト「医者のいらないラジオ」のパーソナリティを務める。近著に『最高の老後「死ぬまで元気」を実現する5つのM』（講談社），『健康の大疑問』（マガジンハウス新書），『全く英語が話せなかった私のとっておき医療英語勉強法』（金芳堂）。

**原田 洸**（はらだ こう）

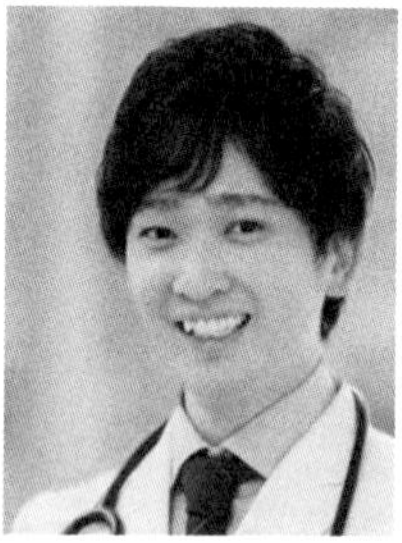

マウントサイナイ・ベスイスラエル病院内科レジデント

2016年岡山大学医学部卒業。同大学病院にて初期臨床研修終了後，同大学病院，岡山市立市民病院にて内科専攻医として勤務。2020年に医学博士号を取得。岡山大学病院国際診療支援センター助教を経て，2021年に渡米しニューヨークで内科レジデントとして勤務。臨床業務の傍ら，医療従事者の英語学習をサポートする有志団体「めどはぶ」講師，東南アジアでの医療教育支援を行うNPO法人APSARA理事，経済メディアNewspicksのプロピッカーなどを務める。

SNSで，臨床現場で役立つアプリや学会発表・論文執筆で役立つツールを紹介。Twitter：@Ko_Harada

## 著者（五十音順）

### 小崎 彩（おざき あや）

カリフォルニア大学アーバイン校薬学部アシスタント・プロフェッサー

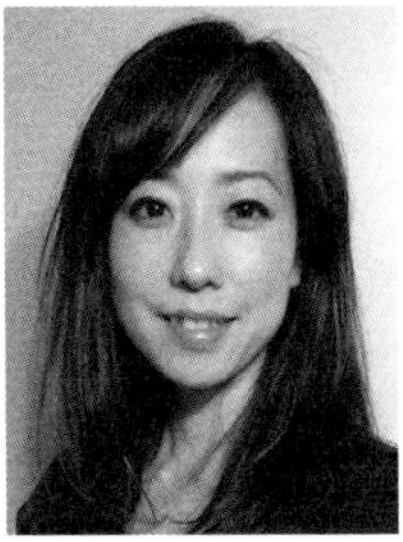

東邦大学薬学部卒業。大学卒業と同時に海外へ。FRI/UCLA で治験コーディネーターとして勤務した後，ウエスタン健康科学大学薬学部入学，米国薬剤師免許取得。同大学で循環アウトカム研究フェロー。心不全外来チーム医療に携わる。2021 年から現職。日本薬剤師，米国薬剤師。

現在は，Pharmacoepidemiology や，医療格差についての研究に取り組みながら，Evidence-based medicine（EBM）の教育に力と熱を入れている。

### 河野 裕志（かわの ゆうじ）

メドスターメディカルセンター低侵襲心臓外科ディレクター/ジョージタウン大学アシスタントプロフェッサー

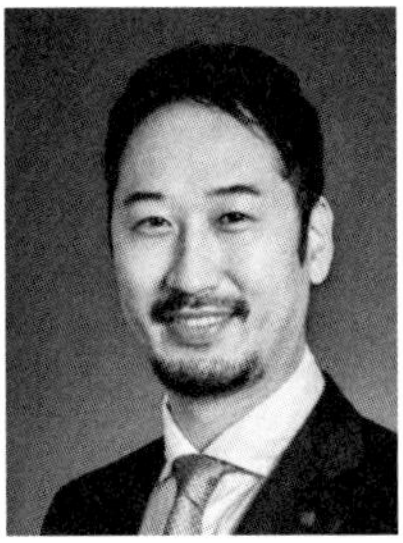

2010 年大阪大学医学部卒業。医局に所属しないフリーランス心臓外科医として各地で研鑽を積み，2018 年に渡米。ハーバード医学部，エモリー大学医学部で勤務したのち，2021 年から現職。日本外科学会専門医，日本心臓血管外科専門医，米国医師免許などの資格を有する。

趣味は料理，旅行，バスケ。

**高橋卓人**（たかはし たくと）

ボストン小児病院・ダナファーバー癌研究所・ハーバード大学医学部　小児血液腫瘍科・造血幹細胞移植部

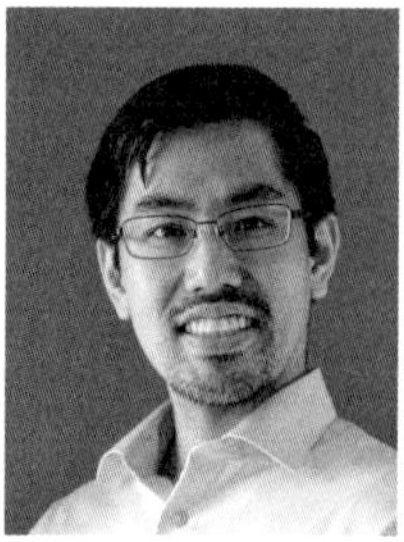

山梨大学医学部卒業，日本での小児科研修後に渡米。米国で一般小児科，小児血液腫瘍科，小児造血幹細胞移植科の研修を修了。米国での臨床研修と並行して，ミネソタ大学薬学部で博士号を取得。その後，現職として，造血幹細胞移植科の臨床及び研究に従事。日本小児科専門医，米国小児科専門医，米国小児血液腫瘍科専門医。

**仁科 有加**（にしな ゆか）

厚生労働大臣指定法人・一般社団法人いのち支える自殺対策推進センター国際連携室長

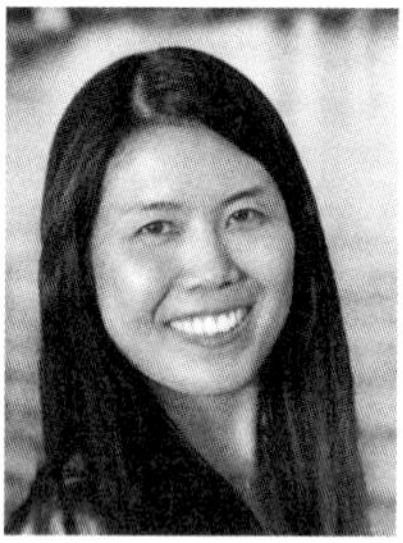

2009 年順天堂大学医学部部卒業。順天堂大学医学部付属静病院初期研修を経て，2018 年フランスにて公衆衛生修士号取得。2019 年から経済協力開発機構（OECD）にて医療政策分析官として勤務。英国医師免許を取得し，2021 年からは公衆衛生分野で勤務している。総合内科専門医，英国医師免許などの資格を有する。

趣味は swing dance，cat psychology，生け花，美術史。

**松浦 有佑**（まつうら ゆうすけ）

マウントサイナイ医科大学病院小児科レジデント

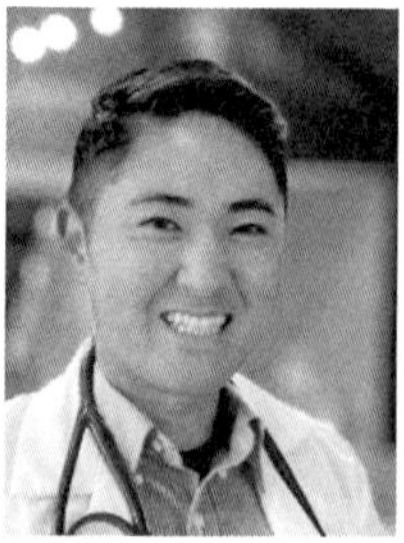

2018 年岐阜大学医学部卒業。県内初期研修を経て，2020 年に横須賀米海軍病院フェローとして勤務。2021 年から現職。2021 年よりジョンズホプキンス大学院で公衆衛生学修士過程。NHK world，米国内インターネットラジオならびPodcast（さくら Radio）など出演歴あり。

趣味：最近空手を始めた。

**ぼくらのリアル！**
**メディカル英会話フレーズ集**　　定価：本体 3,000 円＋税

2023 年 6 月 27 日発行　第 1 版第 1 刷 ©
2024 年 5 月 5 日発行　第 1 版第 2 刷

編著者　山田《やまだ》 悠史《ゆうじ》
原田《はらだ》 洸《こう》

発行者　株式会社　メディカル・サイエンス・インターナショナル
代表取締役　金子 浩平
東京都文京区本郷 1-28-36
郵便番号 113-0033　電話（03）5804-6050

印刷：三報社印刷／装丁：ソルティフロッグ デザインスタジオ（サトウヒロシ）

ISBN　978-4-8157-3078-9　C3047